DR. KERSTIN SCHMIT

MEINE GANZHEITSMEDIZIN
VON MENSCHEN FÜR MENSCHEN

D1719571

DR. KERSTIN SCHMIT

MEINE GANZHEITSMEDIZIN

VON MENSCHEN
FÜR MENSCHEN

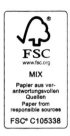

Dieses Buch ersetzt keinen Arztbesuch.

2. Auflage
© 2019 Dr. Kerstin Schmit
Redaktion: Dr. Petra Folkersma, www.schreibweise.info
Satz / Umschlaggestaltung: Franziska Gumpp, Buch&media GmbH, München
Grafiken: Claudia Kabosch, würmlibicker gmbh, Baden/Schweiz
Herstellung und Verlag: BoD – Books on Demand, Norderstedt
ISBN 978-3-7481-0290-8
Printed in Germany

Ich widme dieses Buch
meinem lieben Mann
Danke, dass Du immer für mich da bist

INHALT

ZUM GELEIT: MEINE MOTIVATION FÜR DIESES BUCH 11

TEIL I :
WIE ICH DAS HORMONSYSTEM GANZHEITLICH BEHANDELE   17

Einführung: Von Schaltzentralen, Turbulenzen und komplexen Systemen   17

   Unser Hormonsystem: die komplexe Steuerungszentrale unseres Körpers   20

Kapitel 1 Sexualhormone: Lust oder Last?
Wechseljahre, Libido, PMS & Co 22

   Zu Unrecht verpönt, weil als Rohstoff unverzichtbar: Cholesterin 22

   Die Sexualhormone der Frau und der weibliche Zyklus 26

      Die Sexualhormone 26

      Eine erste Patientengeschichte 28

      Eine zweite Patientengeschichte 31

      Der weibliche Zyklus 34

      Wenn der Rhythmus sich ändert –
      Was passiert eigentlich in den Wechseljahren? 36

      Eine dritte Patientengeschichte 38

      Östrogendominanz: Ein häufiges Thema in den Wechseljahren 42

      Eine vierte Patientengeschichte 43

      Wenn, dann störend: Östrogenmangel in den Wechseljahren 46

      Eine fünfte Patientengeschichte 47

   Exkurs: DHEA – Das ›Jungbrunnen-Hormon‹ 48

   Diagnostik: Speichel- oder Bluttest? Was ich warum einsetze 53

   Die unterschätzte Gefahr: Risiken und Nebenwirkungen
   der konventionellen Hormonersatztherapie (HET) 56

Das Pferd verkehrt herum aufgezäumt:
Der Skandal um die equinen konjugierten Hormone 60

Im Labor nachgebaut und doch ganz natürlich: Bioidentische Hormone . 61

Hormonungleichgewicht vor den Wechseljahren:
Was hilft bei PMS und Dysmenorrhoe? 63

    Eine sechste Patientengeschichte 64

Exkurs: Die Traditionelle Chinesische Medizin (TCM)
und der Hormonhaushalt 65

Wenn die Herren der Schöpfung ›schwach werden‹: Die Andropause . . . 69

    Eine siebte Patientengeschichte 71

Kapitel 2
Wenn die Schilddrüse außer Kontrolle gerät 76

Hyperthyreose 77

Hypothyreose und Hashimoto 78

    Eine achte Patientengeschichte 81

Exkurs: Ernährung – Spezielle Diätetik, etwa bei Insulinresistenz 85

    Paleo-Ernährung 85

    Nahrungskarenz: Die positive Wirkung des ›Dinner-Cancelling‹ 87

    Eine neunte Patientengeschichte 88

    Glutenarme Ernährung bei Hashimoto 91

    Spurenelemente, Vitalstoffe und Vitamine bei Hashimoto 92

Kapitel 3
Grundlos müde? Wenn die Nebennieren erschöpft sind 94

Auf der Suche nach Ursachen:
Komplexe Symptome und großer Leidensdruck 94

    Eine zehnte Patientengeschichte 96

Was ist Nebennierenschwäche eigentlich? 99

    Eine elfte Patientengeschichte 103

Exkurs: Die Botenstoffe der Gesundheit –

Neurotransmittermangel ausgleichen 106

    Serotonin 106

    Melatonin 108

    Dopamin 110

    GABA 111

    Ausblick 112

TEIL II:
WIE ICH DEN DARM GANZHEITLICH BEHANDELE 113

Über Systeme, Wechselwirkungen und Schnittstellen 113

    Eine zwölfte Patientengeschichte 113

Kapitel 5
Der Darm – unser zweites Gehirn 117

    Die Darmflora:
    Gesunde Vielfalt ist der Idealzustand 119

Kapitel 6
Typische Erkrankungen des Darmsystems und ihre Behandlung 123

    Das Reizdarmsyndrom: Belastende Mehrdeutigkeit 123

        Eine dreizehnte Patientengeschichte 128

    Das ›Leaky Gut‹: Unfähig, zwischen ›gut‹ und ›böse‹ zu unterscheiden . . 129

        Eine vierzehnte Patientengeschichte 135

    Nahrungsmittelallergien und -intoleranzen:

    Ähnlich und doch sehr verschieden 136

        ›Echte‹ Nahrungsmittelallergien sind immunologisch vermittelt 137

        Durch Immunglobin E – (IgE) vermittelte Nahrungsmittelallergien . . . 139

        Allergien und unsere Darmflora 141

    Exkurs: Zöliakie – Allergie und Autoimmunerkrankung in einem 143

Nahrungsmittelintoleranzen 148

Freund oder Feind? IgG-Diagnostik
bei Nahrungsmittelintoleranzen 149

Wichtige Intoleranzen
Thema: Histamin 152

Histaminintoleranz 152

Exkurs: Histamin in der Frauenheilkunde 156

Eine fünfzehnte Patientengeschichte 157

Eine sechzehnte Patientengeschichte 158

Glutenintoleranz 159

Eine siebzehnte Patientengeschichte 161

Lactoseintoleranz 162

Eine achtzehnte Patientengeschichte 163

Fructose- und Sorbitintoleranz 164

Die ›Klassiker‹: Divertikulitis, Morbus Crohn und Colitis Ulcerosa . . . 165

Divertikulitis 166

Morbus Crohn 167

Eine neunzehnte Patientengeschichte 167

Colitis Ulcerosa 169

Eine zwanzigste Patientengeschichte 170

Exkurs: Vitalstoffe – Ergänzen, aufbauen und heilen 172

AUSBLICK 175

LITERATUR- UND QUELLENVERZEICHNIS 176

A. Bücher, Artikel und Studien 176

B. Internetquellen 185

ZUM GELEIT: MEINE MOTIVATION FÜR DIESES BUCH

Auch Ärzte sind manchmal Patienten

Auch ich machte einmal die Erfahrung, dass »alle Werte gut seien«, ich mich aber ganz und gar nicht gesund fühlte. Alles, was ich bekam, war eine Art verbaler »Beruhigungspille«: »Hab' Geduld, das wird schon wieder!«

Zu Beginn meines Medizinstudiums hatte ich eine sehr lästige Blasenentzündung. Nach der üblichen Antibiotikagabe war die Entzündung zwar weg, aber ich fühlte mich elend, müde und abgeschlagen. Ich schlief viel, hatte schon bei geringen Anstrengungen Schweißausbrüche und war überhaupt nicht leistungsfähig. Eine Kontrolle beim Hausarzt ergab, dass »alles in Ordnung« sei.

Ich war ein bisschen ratlos, aber meine Mutter gab mir einen Tipp: Sie ging damals schon regelmäßig wegen ihrer Schulterschmerzen zur Akupunktur und empfahl mir, das auch mal zu versuchen.

Gesagt, getan: Die in Traditionell Chinesischer Medizin ausgebildete Ärztin führte mit mir zuerst ein kurzes Gespräch. Dann untersuchte sie meine Zunge und nahm den Puls, wie es in der TCM üblich ist. Dann setzte sie mir sechs Akupunkturnadeln, davon vier mit Moxa (hierbei wird Beifußkraut auf die Nadeln aufgesteckt oder auf dem Akupunkturpunkt am Körper als kleine Pyramide aufgelegt und dann abgebrannt). Diese Therapie wirkt speziell und intensiv wärmend. Nach der Behandlung fühlte ich mich nicht nur viel besser, sondern fast wie neu geboren. Der Effekt hielt zwar nur bis zum nächsten Tag voll an und flaute dann langsam ab, aber die nächste Sitzung war bereits für zwei Tage später geplant – ich sah ihr sehnlich entgegen. Beim zweiten Mal war die Wirkung wieder sehr stark, wenn auch nicht ganz so intensiv wie beim ersten Mal. Aber mit jeder Behandlung hob sich mein Energieniveau merklich und nach nur vier Behandlungen fühlte ich mich wieder so gesund wie vor meiner Blasenentzündung. Seither bin ich grosser Fan der chinesischen Medizin – mein Interesse oder besser, meine Faszination, war geweckt.

Wie konnte es auf der einen Seite heißen: »Alles ist ok und alle Befunde sind normal«, wenn ich mich gar nicht ok oder auch nur »normal« wie sonst fühlte? Und auf der anderen Seite halfen mir nur vier Behandlungen, wieder ganz fit zu werden und mein Wohlbefinden auf ein normales Niveau zu bringen?

Wo bleibt das Wohl des Patienten?
Ein zweites Erlebnis verfestigte mein Interesse: Während meiner Ausbildung zur Fachärztin für Innere Medizin lernte ich im Krankenhaus einen Patienten kennen, der bei uns hospitalisiert war. Er war um die 65 Jahre alt und litt neben einer anderen Grunderkrankung an starken Kopfschmerzen. Diese hatten wir schulmedizinisch abzuklärt, aber ohne, dass sich eine organische Ursache finden ließ. Darüber hinaus sprach er auf kein Schmerzmittel zufriedenstellend an. Bei der Visite stellte sich die Frage nach möglichen Behandlungsoptionen. Während der Diskussion, ob wir vielleicht auch alternative Methoden in unsere Überlegungen einbeziehen sollten, schüttelte der Oberarzt nur verächtlich den Kopf: »Ich meinte mit Optionen nur ordentliche Therapien!«, blaffte er. Ich fand das in einer Situation, in der KEIN Schmerzmittel half, unglaublich arrogant! Das Wohl des Patienten stand für meinen Kollegen meiner Meinung nach nicht an erster Stelle …

Und heute, in meiner Praxis, sitze ich wieder und wieder Patienten gegenüber, denen es so ähnlich geht wie mir, damals bei meiner Blasenentzündung, und die dann von Kollegen hören, dass »alle Befunde unauffällig« seien. So, wie eine Patientin berichtet:

»Und dann sagte er noch: ›Sie haben einen wunderschönen Darm!‹ Jetzt weiß ich wirklich nicht mehr weiter. Seit Jahren schlage ich mich mit Verdauungsbeschwerden, Durchfall, Übelkeit und Bauchschmerzen herum. Nur ganz wenige Tage im Monat bin ich überhaupt beschwerdefrei. Mein Hausarzt hat mit mir das volle Programm absolviert: Wir haben ein großes Blutbild mit allen Entzündungs-, Nieren- und Leberwerten gemacht. Wir haben Zöliakie und Lactoseintoleranz ausgeschlossen. Wir haben einen Ultraschall des Bauches und sogar zwei Darmspiegelungen gemacht, und alles, was er mir sagen kann, ist: ›Alle Untersuchungen sind perfekt in Ordnung!‹ Jetzt wollte er mir neben starken Schmerzmitteln auch noch Antidepressiva verordnen, aber das möchte ich nicht. Ich bin doch nicht verrückt! Außerdem haben die Eisentabletten, die er mir gegeben hat, meine Schmerzen nur noch verschlimmert. Gut, die

Vitamin B12-Spritzen helfen mir; ich habe mehr Kraft und kann alles besser aushalten – aber ich habe nicht das Gefühl, dass sie an die Ursache rangehen. Als letztes habe ich nun auf Empfehlung einer Freundin Schüssler Salze ausprobiert, aber auch das hat keine wirkliche Veränderung gebracht. Ich weiß mir nun keinen Rat mehr ...«

So oder so ähnlich klingen die Berichte, die ich täglich von meinen Patienten höre. Wie ich diese Fälle in Angriff nehme, wie sich die Situation verändert und warum das nicht nur mir Freude bereitet, sondern auch den Patienten, das lesen Sie in diesem Buch!

Mein Plädoyer vorab: Eine Lanze für die Komplementärmedizin brechen
Die Schulmedizin ist unbestritten die Basis und Grundlage aller medizinischen Entscheidungen. Spätestens, wenn die Schulmedizin allerdings »an ihre Grenzen stößt« bzw. schwere Erkrankungen ausgeschlossen wurden und die Beschwerden trotzdem weiter fortbestehen – dann ist die Ganzheitsmedizin eine sehr starke Option! Und »Ganzheit« heißt hier »komplementär«, sprich »ergänzend«, und sollte auch so verstanden und angewandt werden. Es geht nicht um ein »Entweder-Oder« zwischen der Schul- und der Komplementärmedizin, sondern es geht darum, beide Behandlungsformen zum Wohle des Patienten auszuschöpfen. Und es geht um Linderung, darum, regulierend, aufbauend, stärkend, entspannend und aktivierend einzugreifen, darum, Symptome abzuschwächen oder ganz zum Verschwinden zu bringen. Unterstützung ist ein weiteres wichtiges Stichwort: Die Behandlungen von Erkrankungen wie Migräne, Neurodermitis oder Colitis ulcerosa kann man komplementärmedizinisch unterstützen und die Beschwerden mit natürlichen Maßnahmen lindern und dabei die starken Medikamente reduzieren. Das wiederum verbessert die Belastbarkeit und steigert die Verträglichkeit. Wir können also mit vereinten Kräften aus einer Abwärts- eine Aufwärtsspirale machen!

Häufig fühlen sich Patienten mit ihren Wünschen und Beschwerden nicht ernst genommen. Und jetzt stellen Sie sich vor, es gibt Kollegen die der Meinung sind: »In unseren Breiten gibt es keinen Mangel an Vitaminen«. Leider sieht die Realität anders aus ... Solche Situationen führen dazu, dass enorme Kosten entstehen, weil Patienten, die sich nicht gut fühlen, so lange weitere Ärzte aufsuchen, bis ihnen jemand hilft. Oft sind es ganz einfache Testungen und simple

Maßnahmen, die schon eine deutliche Verbesserung bewirken! Viele meiner Patienten kommen mit immer den gleichen Laborwerten, aber eben nicht mit den paar weiteren, die die entscheidenden Informationen liefern und den Ausschlag geben würden. Dabei bestünde hier enormes Einsparungspotenzial für die Krankenkassen!

Aber erweiterte Testungen werden nicht gern gesehen. Und besonders, wenn sich etwas findet, das jenseits der »normalen« Standardbefunde liegt, entsteht oft ein Spannungsfeld. Für mich ist das immer wieder schwer zu verstehen, weil man doch im Sinne des Patienten froh über jede Aufklärung und Unterstützung sein müsste. Und leider ist auch das Echo auf neue, »andere« Untersuchungen durch Kollegen oft negativ, trotzdem es den Patienten besser geht und ihnen geholfen werden kann! Ich selber habe E-Mails von Kollegen bekommen, über die ich blass geworden bin: »Hokuspokus« ist noch eines der netteren Wörter aus diesen Mails, auch »Abzocke« habe ich schon gehört: Mit Kritik sind manche Kollegen sehr großzügig – auch, wenn die Patienten sehr zufrieden sind, weil sie viel weniger Beschwerden haben!

Einem Patienten ging es viel besser, aber meine Kompetenz wurde massiv in Zweifel gezogen – aus Prinzip, einfach, weil ich »etwas anderes« mache. Was übrigens nicht so schlecht sein kann, wenn Patienten – vom IV-Bezieher bis zum Privatbankier – aus der ganzen Schweiz von Zermatt über Genf bis Davos (aber auch aus dem Ausland) zu mir kommen und das meist auf Empfehlung. Gleichzeitig habe ich nie behauptet jedem helfen zu können, aber bei 70-80 % ist das schon möglich.

Man nehme als Beispiel psychosomatische Beschwerden oder Reizdarmsymptome, die schulmedizinisch häufig nicht sehr erfolgreich behandelt werden können. Wenn die Darmspiegelungen bei Reizdarmpatienten immer das gleiche Resultat (»Alles in Ordnung«) zeigen und die Alternative dann ist, dass sie »halt damit leben müssen«, dann ist es nicht erstaunlich, wenn Patienten nach anderen Optionen suchen (die es gibt!), um Linderung zu finden. Meine Erfahrung ist: Acht von zehn Patienten mit Reizdarm kann man ganzheitsmedizinisch weiterhelfen!

Bleiben wir beim Reizdarm: Es war die Komplementärmedizin, die zuerst mit Stuhltransplantationen und Probiotika zur Sanierung der Darmflora gearbeitet hat. Mit gutem Erfolg! Vor einigen Jahren besuchte ich eine ärztliche Fortbildung, die vor Probiotika und »Experimenten« mit der Darmflora gewarnt hat, da solche Behandlungen »das Immunsystem angreifen könnten« ... 20 Jahre später macht man an den Universitäten Studien und erkennt plötzlich, wie nützlich Probiotika und Stuhltransplantationen sein können. Hurra! Und darum heftet sich die Schulmedizin dafür nun die Orden an die Brust und heimst den Verdienst ein, für das, was die Komplementärmedizin seit 20 Jahren macht und was früher als Scharlatanerie bezeichnet wurde.

Heute wird man (wie früher) sowohl als Kollege als auch als Patient weiterhin belächelt und die Komplementärmedizin führt nach wie vor ein Schattendasein. Das gilt genauso bei Themen wie Erschöpfung und verminderter Leistungsfähigkeit, bei denen es viel mehr Möglichkeiten gibt als Antidepressiva oder Reha-Maßnahmen zu verordnen. Natürlich sind solche Dinge manchmal notwendig, aber zuvor gilt es, alle anderen Optionen auszuschöpfen! Da ist für mich unverständlich, dass dies nicht genutzt wird, da hier für die Krankenkassen ein enormes Einsparungspotenzial bestünde.

Paradox ist ja, wie Patienten sich freuen, wenn »endlich etwas gefunden wird«. Aber die pure Erleichterung darüber, dass sie sich »das alles nicht nur einbilden«, ist riesig. Und wenn man dann auch noch etwas gegen die Beschwerden tun kann, ist die Freude noch größer. Aber ich habe auch schon erlebt, dass Patienten dann ganz glücklich zu ihrem Hausarzt gehen, der ihnen dann sagt, dass die komplementärmedizinischen Tests nicht verlässlich seien. Schrecklich, denn manchmal lassen sich die Patienten dann wieder verunsichern, obwohl sie sich bereits viel besser fühlen! Und dann habe ich viel Mühe, das wieder gerade zu rücken.

Aber meine Arbeit macht mir unendlich viel Freude, weil ich einfach enorm viel positive Rückmeldung bekomme und sehr zufriedene Patienten habe. Oft fragen mich Patienten dann verständnislos: »Warum macht das mein Hausarzt nicht, bei dem ich so oft war?« Das zu beantworten, fällt mir schwer. Für mich ist es recht einfach, den Blick auf das systemische Ganze zu richten. Das kommt durch die Jahre, die ich in einer schul- und komplementärmedizinischen Klinik gearbeitet habe. Dort habe ich sehr viele verschiedene Therapien kennengelernt und besonders darauf geachtet, wie gut diese miteinander Synergien entwickeln können: Akupunktur, Neuraltherapie, Eigenbluttherapie, Homöopathie – diese Maßnahmen könnten unterschiedlicher nicht sein, aber jede Therapie hilft auf ihre Weise. Oder orthomolekulare Medizin mit Aminosäuren, Vitaminen und Spurenelementen. Oder Osteopathie, Infusionen, Atem- und Entspannungs-übungen – nicht bei jedem Patienten hilft alles oder helfen die dieselben Behandlungen. Die Kunst ist, das Passende für den Patienten individuell auszu-wählen und die richtige Kombination zu finden, die hilft …

Aber nun habe ich gesagt, was ich sagen wollte – machen Sie sich selbst ein Bild!

TEIL I :
WIE ICH DAS HORMONSYSTEM
GANZHEITLICH BEHANDELE

EINFÜHRUNG: VON SCHALTZENTRALEN, TURBULENZEN UND KOMPLEXEN SYSTEMEN

Hormone sind so etwas wie die ›heimlichen Herrscher‹[1] in unserem Körper. Dort findet nämlich fast kein Prozess statt, der nicht durch ein Hormon gesteuert wird: Ob es um den weiblichen Zyklus, unseren Energiehaushalt, unsere Stimmungslage und unser Wohlbefinden oder um die Entwicklung unseres Gehirns geht – unser Hormonsystem regelt das alles und noch viel mehr. Dabei ähnelt es mit seinen vielen Regelkreisen dem Cockpit in einem Airbus: Es ist eine Steuerungszentrale, die ein äußerst komplexes System beherrscht und die in Echtzeit Werte nimmt, diese ausliest, ausbalanciert, dabei lenkt und, wenn nötig, korrigiert. Dabei gibt es, wie bei allen komplexen Systemen, tausend Möglichkeiten, wie die Dinge oder eben besagte Regelkreise aus dem Ruder laufen können. Denn Hormone als Substanzen sind schon in ganz geringen Mengen außerordentlich wirksam. Wenn also das System auch nur in eine kleine Schieflage gerät, macht sich das im Hormonhaushalt bereits schnell durch deutliche und lästige Symptome bemerkbar. Um dann das Gleichgewicht wiederherzustellen, braucht es eine genaue Feinabstimmung und einen Blick auf den ganzen Menschen.

---

[1] Schlagwort aus: http://www.focus.de/gesundheit/ratgeber/hormone/die-heimlichen-herrscher-im-koerper-sexualhormone-arbeiten-nicht-gerade-leise_id_4685066.html, letzter Zugriff am 21.11.2017.

Manche dieser kleinen Abweichungen kann unser Körper selbst wieder ins Lot bringen. Aber je nach unserer individuellen Situation und Disposition, je nach unserem Alter, unserer Arbeitsbelastung, unserem Lebensstil und noch anderen Faktoren, wirken zu viele oder zu starke Kräfte von innen und außen auf unser Hormonsystem ein. So kommt es zu Verschiebungen und zu Entwicklungen, die einer Behandlung bedürfen. Um in der oben genutzten Metapher zu bleiben: Unser Airbus wird dadurch vielleicht nicht direkt abstürzen, aber wahrscheinlich mit mehr oder weniger starken Turbulenzen zu kämpfen haben, die uns lästige Beschwerden oder sogar massiven Leidensdruck verursachen können.

Folgende Grafik vermittelt einen Eindruck von der Komplexität unseres Hormonsystems und gibt einen Überblick darüber, welche Hormone wo produziert werden:

HORMONE – WOHER SIE KOMMEN

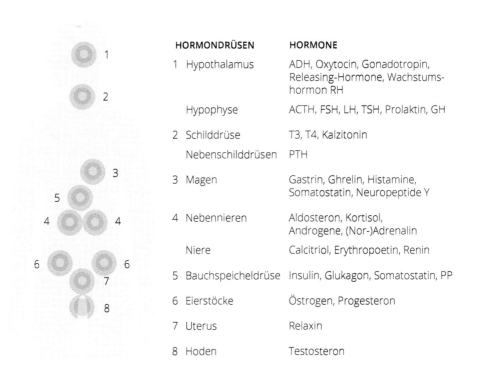

	HORMONDRÜSEN	HORMONE
1	Hypothalamus	ADH, Oxytocin, Gonadotropin, Releasing-Hormone, Wachstumshormon RH
	Hypophyse	ACTH, FSH, LH, TSH, Prolaktin, GH
2	Schilddrüse	T3, T4, Kalzitonin
	Nebenschilddrüsen	PTH
3	Magen	Gastrin, Ghrelin, Histamine, Somatostatin, Neuropeptide Y
4	Nebennieren	Aldosteron, Kortisol, Androgene, (Nor-)Adrenalin
	Niere	Calcitriol, Erythropoetin, Renin
5	Bauchspeicheldrüse	Insulin, Glukagon, Somatostatin, PP
6	Eierstöcke	Östrogen, Progesteron
7	Uterus	Relaxin
8	Hoden	Testosteron

In meiner ganzheitsmedizinischen Praxis sind es vor allem drei Bereiche dieses großen Systems, mit denen ich täglich zu tun habe: Da ist zum einen das umfangreiche **Gebiet der Geschlechtshormone**, das viele unterschiedliche Beschwerden verursachen kann, mit denen dann vor allem Frauen (aber auch Männer) zu mir kommen. Dann sind es **die Schilddrüsenhormone**, die natürlich im Gleichgewicht, aber mit Überfunktion, Unterfunktion oder entzündungsbedingt bei der sogenannten ›Hashimoto-Thyreoditis‹ auch mehr oder weniger stark im Ungleichgewicht sein können. Und schließlich kommen mehr und mehr Patienten mit einem Beschwerdebild zu mir, das seit ein paar Jahren im Praxisalltag und in der Forschung an Präsenz und Bedeutung gewinnt und das unter den Bezeichnungen ›**Nebennierenschwäche**‹ (**NNS**) oder auch ›**Adrenal Fatigue**‹ läuft.

In dem ersten Teil dieses Buches möchte ich darum ein möglichst umfassendes Bild der häufigsten Störungen in diesen drei Bereichen zeichnen und jeweils möglichst konkret und verständlich schildern, wie ich diese Störungen ganzheitsmedizinisch mit Erfolg behandle. Dabei ist es mir besonders wichtig, eben immer wieder genau den **ganzheitlichen Aspekt** zu betonen. Im Klartext bedeutet das, im ersten Buchteil die oben genannten drei Bereiche zum besseren Verständnis zwar in unterschiedlichen Kapiteln darzustellen, gleichzeitig aber den Blick immer auf die möglichen ›Schnittmengen‹ zwischen diesen Gebieten gerichtet zu halten und dabei ganz grundsätzlich immer den Körper als Gesamtheit sowie den ganzen Menschen in seiner individuellen Situation zu betrachten.

Denn diese Schnittmengen gibt es natürlich, weil wir es hier mit **einem** endokrinen System, mit **einem** Hormonsystem zu tun haben, das auf allen Ebenen vernetzt ist und darum heftig und untrennbar interagiert. Das machen auch die Patientengeschichten aus meiner Praxis sehr plakativ deutlich, die ich immer wieder einstreuen werde. Es gibt meiner Erfahrung nach nie die ›eine Ursache‹, die ›alle Beschwerden‹ verursacht. Und darum gibt es auch nie die ›eine Pille‹, die alles wieder ins Lot bringt. Darauf, auf diese Gemengelage eben, ist mein Behandlungsansatz ausgerichtet, bei dem ich immer den ganzen Menschen betrachte und konstant über die durch die Schulmedizin so gerne diktierten ›Tellerränder‹ schaue.

In meinem medizinischen Verständnis ist der umfassende Blick auf den ganzen Menschen mit der Betrachtung des Hormonsystems hier noch nicht ausgereizt, denn natürlich gibt es besagte Schnittmengen auch zwischen unserem Hormonsystem und dem Rest unseres Körpers. Auch darauf werde ich im Laufe des Buches eingehen, denn unser ganzer Körper, ja der ganze Mensch, ist ein komplexes System – und dabei beziehe ich selbstverständlich auch unsere Psyche und unsere Lebensumstände mit ein.

UNSER HORMONSYSTEM: DIE KOMPLEXE STEUERUNGSZENTRALE UNSERES KÖRPERS

Aber nun erst einmal der kurze Blick in besagtes Cockpit zum Verständnis der grundlegenden Zusammenhänge. Die Schaltzentrale unseres Hormonsystems liegt da, wo man sie erwartet: im Gehirn. Genauer gesagt, in unserem Zwischenhirn. Der sogenannte ›Hypothalamus‹ bildet das Zentrum des Cockpits, besteht aus zahlreichen Kernen und steuert unser autonomes Nervensystem und damit alle wichtigen Körperfunktionen, die wir nicht mit unserem Willen beeinflussen können, also z. B. unsere Atemfunktion, unsere Verdauung, unsere Herzfrequenz oder unsere Körpertemperatur. Aber der Hypothalamus macht noch etwas: Er ist so etwas wie der ›Meister der Hypophyse‹, der Hirnanhangdrüse. Er versorgt und steuert sie nämlich mit den sogenannten ›Ausschüttungshormonen‹ (*Release Hormons*). Durch diese wird die Hypophyse veranlasst, ihrerseits als Steuerungsorgan zu fungieren und Hormone freizusetzen, deren Ziel dann die Steuerung der eigentlichen endokrinen Drüsen, unserer Hormondrüsen, im Körper ist.

Gehen wir eine Ebene weiter im System: Die drei wichtigsten dieser Hormondrüsen sind die **Eierstöcke bei der Frau** bzw. die **Hoden beim Mann**, die **Schilddrüse** und die **Nebennieren**, also genau die Drüsen, die die drei Bereiche ›regieren‹, über die wir im Folgenden sprechen wollen. Für jede dieser endokrinen Drüsen hat die Hypophyse eines oder mehrere der **Steuerungshormone** parat, die genau diese Drüse dann zur Bildung eigener Hormone anregt.

Für die **Keimdrüsen, also die Eierstöcke (oder die Hoden),** sind das die **Steuerungshormone FSH** (Follikelstimulierendes Hormon) und **LH** (Luteinisierendes

Hormon). Dabei ist das FSH für die Bildung der Keimzellen, also der Eizelle bzw. der Spermien, und das LH bei der Frau für die Regelung des Zyklus (Eisprung, Bildung des Gelbkörpers) sowie die Bildung der weiteren Sexualhormone (Progesteron, Androgene und Östrogene) in den Eierstöcken, beim Mann dagegen für das Reifen der Spermien und die Bildung von Androgenen (männlichen Geschlechtshormonen) in den Hoden verantwortlich.

Für die **Schilddrüse** ist dies das **Steuerungshormon TSH** (Thyreoideastimulierendes Hormon), das die Hormonproduktion in der Schilddrüse selbst anregt oder wieder stoppt – sie also den Bedürfnissen des Körpers entsprechend reguliert.

Und für die **Nebennieren** ist dies das **Steuerungshormon ACTH** (Adrenocorticotropes Hormon). ACTH sorgt vor allem dafür, dass in den Nebennieren unsere stressregulierenden Hormone gebildet werden.

Auf der letzten Ebene dieses Systems nun noch ein Blick auf die endokrinen Drüsen selbst und die Hormone, die sie produzieren und freisetzen:

Die **Keimdrüsen**, also die Eierstöcke oder Hoden, bilden die **Sexualhormone**, die Östrogene (in ihren verschiedenen Formen), das **Testosteron** und das **Progesteron**. Deren Aufbau, Wirkung und Interaktion werden wir uns im folgenden ersten Kapitel genau anschauen.

Die **Schilddrüse** bildet das Hormon T4 (**Thyroxin**) und daraus dann das aktive T3 (**Thyreonin**).

Und die **Nebennieren** sind verantwortlich für das **Adrenalin**, für **Cortisol**, für das **DHEA** und für eine kleine Menge des Sexualhormons **Progesteron**.

KAPITEL 1 SEXUALHORMONE: LUST ODER LAST? WECHSELJAHRE, LIBIDO, PMS & CO.

ZU UNRECHT VERPÖNT, WEIL ALS ROHSTOFF UNVERZICHTBAR: CHOLESTERIN

›Ihr Cholesterinspiegel ist zu hoch ….‹ Fast könnte man fragen: Wer von uns hat diesen Satz noch nicht gehört in seinem Leben? Tatsächlich haben die meisten oder sehr viele meiner Patienten einen grenzwertig erhöhten Cholesterinspiegel, der sich um die 200 oder 220 mg/dl[2] (bzw. 5-5,5mmol/l) bewegt. Doch was steckt hinter diesem Wert oder was hat das mit unserem Thema ›Geschlechtshormone‹ zu tun? Das sind die eigentlich wichtigen Fragen zum Thema Cholesterin in unserem Zusammenhang, und die werde ich im Folgenden beantworten.

Zunächst muss man verstehen, dass der für unsere Blutwerte vorgegebene Cholesterin-Grenzwert nicht vom Himmel gefallen ist oder dort festgesetzt wurde, sondern dass er eine Empfehlung darstellt. Und zwar eine Empfehlung, die Schwankungen unterliegt. Bis Mitte der 1990er-Jahre lag der Grenzwert noch bei 220 mg/dl und ist danach erst auf 200 mg/dl gesunken. Es ist dabei wichtig, die Mechanismen zu verstehen, die einer solchen Empfehlung zugrunde liegen. Bei der Entwicklung dieses empfohlenen Grenzwertes nach unten kann man wohl mit Fug und Recht vermuten, dass hier die Lobby der Pharmaindustrie am Werk ist und dass ihre Arbeit von Erfolg gekrönt war. Die Gleichung ist nämlich ganz einfach: Je niedriger der empfohlene Grenzwert liegt, desto eher sehen sich die Ärzte dazu veranlasst, Cholesterinsenker (Statine) zu verschreiben. Und sehr oft funktioniert dieses einfache System für die Pharmariesen auch sehr gut, denn oft werden die Zusammenhänge nicht hinterfragt:

Da ist zunächst einmal die Tatsache, dass es zwei Arten von Cholesterin gibt: das LDL (Low Density Lipoproteine) und das HDL (High Density Lipopro-

---

[2] Milligramm pro Deziliter.

teine). Und weil das eine (LDL) als die ›schädliche‹ Variante betrachtet wird, die die gefährlichen Ablagerungen in den Gefäßen verursacht, und das andere (HDL) als die ›gute‹ Spielart gilt, die unseren Körper schützt, sagt ein absolut gemessener, übergreifender Cholesterinwert nur bedingt etwas über die Qualität des vorhandenen Cholesterins und über die Gefahren aus, die eventuell von so einem Sammelwert ausgehen. Glücklicherweise sind die meisten Kollegen schon dazu übergegangen, zusammen mit dem absoluten Cholesterinwert auch den viel aussagekräftigeren Quotienten aus dem HDL und dem LDL zu erstellen. Das mache ich in meiner Praxis auch so, denn schon dieser Quotient ›entschärft‹ oftmals die Relevanz eines grenzwertig hohen Sammelwertes, macht damit das Verschreiben eines Medikaments überflüssig und öffnet den Weg für eine umfassende Behandlung über die Ernährung und andere Stellschrauben.

Und das ist eine positive Entwicklung, denn die das Cholesterin senkenden Medikamente haben eine Reihe von unerwünschten, lästigen und sogar gefährlichen Nebenwirkungen wie Muskelschmerz bis Rabdomyolyse, negativen Einfluss auf die Leistung des Herzens und noch weitere. Darüber hinaus ist Cholesterin grundsätzlich keinesfalls nur das große und schädliche Schreckgespenst, als das es so oft dargestellt wird, sondern für unseren Körper vielmehr ein äußerst wichtiger Rohstoff und ein wertvoller Baustein. Er braucht es sogar dringend: Tatsächlich ist Cholesterin der Ausgangsstoff, aus dem alle unsere Geschlechtshormone synthetisiert werden! Daneben dient es auch noch der Energiegewinnung in den Zellen und hilft bei der Herstellung von Membranen für unsere Zellen sowie von Schutzhüllen für Nervenenden.

Die folgende Grafik zeigt, wie die Synthese der Geschlechtshormone aus dem Cholesterin funktioniert:

CHOLESTERIN ALS BASIS DER HORMONSYNTHESE

O$_2$/NADPH H$_2$O/NADP	O$_2$/NADPH H$_2$O/NADP	
Cholesterin	20,22-Dihydroxycholesterin	Pregnenolon

Cholesterin	Pregnenolon	**Progesteron**	Mineralokortikoide	
	17-OH-preg	17-OH-prog	Glukokortikoide	
	DHEA	Androstendion	Androgene	**Östrogene**

Mit Cholesterin als Basis und Ausgangsstoff entsteht mit einigen Zwischenschritten das ›Basishormon‹ **Pregnenolon**. Daraus werden wiederum **DHEA** und **Progesteron** gebildet, aus denen dann die männlichen Hormone (**Androgene**) und die weiblichen Hormone (Östrogene) entstehen. Besonderes Augenmerk sollten wir jetzt schon auf das Progesteron richten. Progesteron ist ein geschlechtsneutrales Hormon, das sowohl bei Frauen als auch bei Männern zentrale Aufgaben im Körper übernimmt und deshalb unverzichtbar für unsere Gesundheit ist. Die Grafik unten stellt die Synthese von Progesteron noch einmal im Detail dar und verdeutlicht, wie wichtig Cholesterin für die Hormonherstellung ist:

PROGESTERONSYNTHESE

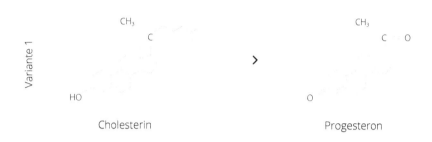

Cholesterin → Progesteron

Variante 1

Herstellung im Labor (im Körper nur eingeschränkt möglich)

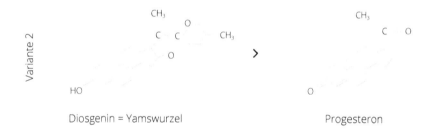

Diosgenin = Yamswurzel → Progesteron

Variante 2

Und nun noch mal zurück zum Beginn dieses kleinen Kapitels: Beim Thema ›Cholesterin‹ lohnt sich nämlich (wie fast immer) die vertiefende Perspektive. Die Frage ist nämlich nicht nur: ›Wie hoch ist der Cholesterinspiegel?‹, sondern auch: ›Was bedeutet eigentlich ein leicht oder stärker erhöhter Cholesterinspiegel?‹ Punkt eins dazu haben wir oben bereits angerissen: Es ist unerlässlich, den Quotienten aus HDL und LDL zu bestimmen, um zu wissen, ob der Spiegel überhaupt ›erhöht‹ ist und gesenkt werden muss. Weiterhin aber sind die Ursachen für einen Anstieg des Cholesterins interessant, bevor einfach unreflektiert Statine verschrieben werden, die eben auch die Basis einer gesunden Hormonsynthese durcheinanderbringen (können). Nützliche Fragen in diesem Zusammenhang sind:

- Arbeitet die Schilddrüse so, wie sie soll? Oder liegt vielleicht eine Unterfunktion vor, die eine Verstoffwechslung des Cholesterins bremst?
- Wie ist es um die Ernährung und um die körperliche Bewegung des Patienten bestellt? Kardiovaskuläre Risikofaktoren
- Familienanamnese – man bedenke dass der Grossteil des Cholesterins durch endogene Produktion bedingt ist und nicht durch Ernährung oder Bewegung zu beeinflussen ist
- Funktioniert der Leberstoffwechsel gut? Wie sind die Leberwerte?
- Wie alt ist der Patient und wie sind die Hormonwerte? Wird noch eine ausreichende Menge von Geschlechtshormonen gebildet oder wird das Cholesterin nicht mehr in größerem Maße weiterverarbeitet?
- Neben dem Cholesterin und dem Blutzucker, ist auch der Homocysteinspiegel (nicht nur) präventiv wichtig, sowie das oxidierte LDL-Cholesterin, das am inflammatorischen Aspekt bei Arteriosklerose und deren Folgen beteiligt ist. Und das kann mit Antioxidantien, Mikronährstoffen, sekundären Pflanzstoffen und Omega 3 Fettsäuren etc. positiv beeinflusst werden!

Hier schließt sich natürlich der Kreis und als Fazit können wir festhalten, dass es

1. wichtig ist, Cholesterin nicht in Bausch und Bogen zu verteufeln, sondern seine wichtige Rolle im Körper im Zusammenhang zu betrachten und dass
2. der Blick auf die ›Schnittstellen‹ innerhalb unseres Hormonsystems (hier etwa: Schilddrüse!) und auf die Prozesse im gesamten Körper unerlässlich ist.

DIE SEXUALHORMONE DER FRAU UND DER WEIBLICHE ZYKLUS

DIE SEXUALHORMONE

Wie oben kurz beschrieben, ist das grundlegende, das ›Basishormon‹ **Pregnenolon** das erste Hormon, das unser Körper aus dem Cholesterin als Ausgangsstoff synthetisiert. Das gilt für Frauen und Männer gleichermaßen. Wenn es im Mangel ist, etwa weil nicht genug Cholesterin als Basis zur Herstellung vorhanden ist oder weil der Herstellungs- und Umwandlungsprozess gestört ist, gibt es eine Art ›Dominoeffekt‹: Denn auch alle anderen Hormone werden dann im Mangel sein und ihr empfindliches Gleichgewicht ist gestört.

Schlüsselsubstanz Pregnenolon

Für ein gesundes Gleichgewicht in unserem Hormonsystem und wegen eines nicht zu unterschätzenden ›Wohlfühlfaktors‹ lohnt es sich, den Wert des ›Basishormons‹ Pregnenolons immer im Blick zu haben: In unserem Gehirn und Nervensystem ist es ein wichtiges Neurosteroidhormon, das massiven Einfluss auf unser komplexes System der Neurotransmitter nimmt und damit direkt darauf, ob wir ein ausgewogenes und stabiles oder ein nicht stabiles und labiles Gefühlserleben haben. Auch bei kognitiven Störungen und schlechter Gedächtnisleistung, etwa in den Wechseljahren, ist eine Kontrolle des Pregnenolon-Wertes angezeigt, denn es beeinflusst die Entstehung und Ausbildung unserer Neuronen und die damit verbundene Netzwerkentstehung. Zu niedrige Spiegel von Pregnenolon gehen also einher mit einer verringerten Neuroregeneration. Weitere Zeichen dafür, dass Pregnenolon im Körper fehlt, sind etwa das Gefühl eines Kraftmangels bzw. einer verminderten Vitalität und eine dunkle Gemütslage bis hin zur Depression und Ängsten.[3]

Neueste Studien eröffnen auch die Möglichkeit einer ergänzenden Behandlung von psychischen Erkrankungen mithilfe einer Pregnenolon-Gabe.[4] Ich selbst habe einen solchen Patienten ergänzend mit Progesteron und DHEA-Gaben sehr effektiv behandeln können – eine kurze Geschichte dazu folgt im nächsten Kapitel über Progesteron.

Weitere vielversprechende Anwendungsgebiete von Pregnenolon sind auch noch entzündliche Erkrankungen, etwa der Gelenke, also Rheuma oder auch Polyarthritis. Dosierungen zwischen 25 und 100 mg täglich werden bei oraler Gabe meist gut vertragen, die Verstoffwechslung aber regelmäßig im Blut kontrolliert werden. Auch eine kurzfristige Hochdosierung für eine ›Initialzündung‹ der Wirkung wird als unproblematisch beschrieben; lediglich eine Überdosierung über einen längeren Zeitraum kann zu Übererregbarkeit, Schlafstörungen oder

---

[3]   Römmler (Hrsg.), (2014:150).
[4]   Vgl. Cai et al. (2018).

Kopfschmerzen führen.[5] Vor der Anwendung sollten bösartige Erkrankungen, die hormonell bedingt sein könnten, wie Brustkrebs oder Prostatakrebs, ausgeschlossen werden.

Und noch einmal und ganz wichtig: Pregnenolon als Mutterhormon bildet die Basis (ist also quasi das ›Vor-Hormon‹) für **Progesteron** und für **DHEA**. Beide Hormone spielen jeweils eine wichtige Rolle für beide Geschlechter und kommen dementsprechend bei Frauen und Männern vor.

Vom Progesteron wird in diesem Kapitel noch viel die Rede sein. Es ist das von der Schulmedizin wohl am meisten unterschätzte Hormon und wird in seiner Wirkung dort ganz häufig auf seine Rolle in der Schwangerschaft (Förderung der Entwicklung des Embryos) und in der zweiten Zyklushälfte (Vorbereitung eines ›sauberen‹ Abblutens der Gebärmutterschleimhaut während der Mens) reduziert. In Wirklichkeit aber haben wir es bei Progesteron mit einem wahren ›Tausendsassa‹ zu tun, der in unserem Körper enorm viel Gutes tut:

Der unterschätzte Heilsbringer: Progesteron
Als Einstieg nun die oben angekündigte Patientengeschichte zur Wirksamkeit von Progesteron auf die Psyche …

EINE ERSTE PATIENTENGESCHICHTE

Eine Stütze im Alltag: Die positive Wirkung von Progesteron auf die Psyche
Am Gesicht meines Patienten Gerrit A. konnte ich erkennen, dass das Leben ihm nicht immer gut mitgespielt hatte. Er sah deutlich älter aus als seine 45 Jahre, und als er begann, mir in aller Kürze seine Geschichte zu erzählen, verstand ich auch, warum. Schon in seiner Kindheit war er mit Schizophrenie und Depressionen diagnostiziert worden und seine Adoleszens war von Trennung und Missbrauch geprägt gewesen. Als er heranwuchs, griff er zu Drogen und praktizierte jahrelangen Suchtmittelabusus, was seinen Grundzustand weiter verschlimmerte. Vor ungefähr 15 Jahren aber hatte sich Gerrit A. in Therapie begeben und war seitdem clean. Obwohl die Therapien, stationären und am-

---

[5]   Römmler (Hrsg.), (2014:148).

bulanten Behandlungen ihm geholfen hatten, blieb er wegen seiner zugrunde liegenden psychischen Erkrankungen auf Psychopharmaka angewiesen. Was ihn störte, war, dass sie häufig eine nur mäßige Wirkung zeigten und dafür oft lästige Nebenwirkungen hatten. Derzeit nahm er ein starkes Antidepressivum. Er war voll verrentet, arbeitete aber drei halbe Tage in einer leichten Tätigkeit, die ihm auch Spaß machte. Im Speichel- und Bluttest, den wir prompt anberaumten, waren alle Hormone tief und wir starteten mit einer Verordnung von Progesteron- und DHEA-Creme.

Nach nur drei Monaten der Behandlung mit der Creme ergab unsere Kontrolle eine deutliche Besserung seines psychischen Befindens: Gerrit A. fühlte sich deutlich ruhiger, weniger nervös und so stabil wie seit Jahren nicht. Er konnte sogar das Antidepressivum auf eine halbe Tablette reduzieren. In der Folge ergänzten wir seine Therapie noch durch eine Pregnenolon-Gabe. Nach weiteren drei Monaten ging es ihm noch besser: Obwohl es ja, wie er sagte ›nur es bitzeli Creme‹ war, fühlte er sich noch stabiler. ›Die Behandlung hat eine bessere Wirkung als all die Tabletten, die ich genommen habe, und es gibt keine Nebenwirkungen!‹ – Gerrit A. war begeistert.

Im weiteren Verlauf konnte er sein Antidepressivum noch weiter reduzieren; zur Kontrolle sah er seinen Psychiater weiterhin jedes Vierteljahr. In Zeiten persönlicher Krisen war die pure Hormongabe natürlich nicht ausreichend – Gerrit A. war dann aufgewühlt und unruhig und musste selten doch zusätzlich zu Beruhigungsmitteln greifen. Durch seine vielen Therapien hatte er jedoch genügend Erfahrung, um mit Problemen kompetent umzugehen bzw. sich Hilfe zu suchen, wenn er alleine nicht weiterkam. Er war, auch durch seine Geschichte, ein sehr reflektierter Patient und sich dessen bewusst, dass die Hormone seine Grunderkrankung nicht heilen –ihm aber eine wesentliche Stütze im Alltag sein können.

So wirkt das natürliche (oder das bioidentische) Progesteron eben auch: entspannend und die Stimmung aufhellend. Darüber hinaus hilft es bei der Regulierung unseres Wasserhaushaltes sowie unseres Blutdrucks, stabilisiert das Bindegewebe und verzögert die Hautalterung, nimmt positiven Einfluss auf unsere Gefäße, indem es vor Arteriosklerose schützt, und verhindert im richtig austarierten Zusammenspiel mit Östrogen Osteoporose. Die neuere Forschung beschäftigt sich sogar mit der positiven Wirkung von Progesteron auf geschädigte Nervenzellen im Gehirn oder in der Wirbelsäule – sei die Schädigung durch Unfall oder durch eine degenerative Erkrankung wie z. B. Multiple Sklerose ausgelöst.[6] Auch ein positiver Einfluss von Progesteron auf Brustkrebs ist schon länger bekannt: So hemmt es das Wachstum der Krebszellen und führt sogar zum gewünschten Zelltod (Apoptose) der bösartigen Zellen.[7]

Aber Vorsicht: All diese guten Effekte gelten selbstverständlich nur für bio- oder naturidentisches Progesteron und nicht für **Gestagen**präparate, die ein in seiner molekularen Grundstruktur verändertes Progesteron enthalten und nicht nur nicht diese positiven Wirkungen entfalten, sondern auch noch im dringenden Verdacht stehen, viele unerwünschte Nebenwirkungen zu haben (siehe dazu weiter unter das Kapitel zur ›Hormonersatztherapie‹).

STRUKTURFORMEL NATÜRLICHES PROGESTERON

Natürliches Progesteron

Eine weitere sehr gute Wirkung von Progesteron auf die Psyche, die so meines Wissens noch nicht dokumentiert wurde, zeigt folgende kleine Patientengeschichte:

---

[6] Vgl. etwa Labombarda et al. (2010), Stein (2011), Guennoun et al. (2015), Aminmansour (2016) und Gruber et al. (1999).

[7] Vgl. Formby/Wiley (1998).

Progesteron mal ganz anders

Eine Mutter und Großmutter kamen mit ihrem siebenjährigen Sohn bzw. En-
kel in meine Sprechstunde. Nach einem kurzen einführenden Gespräch war
deutlich, dass sie sich mit dem Jungen aktuell keinen Rat mehr wussten. Tho-
mas war schon seit über drei Jahren verhaltensauffällig, sehr jähzornig, wurde
beim kleinsten Reiz wütend und teils auch handgreiflich. Seine Mutter hatte ihn
deshalb aus der Schule genommen und die Eltern hatten zusammen drastische
Maßnahmen ergriffen: Das Ehepaar war mit allen drei Kindern auf eine Alp
gezogen, wo der Junge von der Mutter privat unterrichtet wurde. Die anderen
Geschwister mussten sich jeden Tag aufs Neue auf den Weg ins Tal machen, um
dort die Schule zu besuchen. Die Hoffnung, dass Thomas durch die neue Um-
gebung und den Einzelunterricht durch die Mutter ruhiger werden würde, hatte
sich bis jetzt jedoch nicht erfüllt. Ohne zu viel äußere Reize und Provokationen
ging es gut, aber in der Gruppe war sein Verhalten unverändert.

Mutter und Großmutter saßen nun vor mir und wollten wissen, ob vielleicht
die Gabe von Progesteron einen ausgleichenden Effekt auf Thomas haben
könnte?

Ich veranlasste zunächst eine ausgiebige Testung der Hormone, inklusive
Cortisol, sowie der Vitamine und Spurenelemente: Eisen, Magnesium, Zink,
Mangan und Selen. Er bekam dann aufgrund der Testergebnisse in der Folge
von mir Progesteron sowie ein Präparat mit Omega3-Fettsäuren.

Nach einer ermutigenden Stabilisierung im Umfeld zuhause meldete seine
Mutter Thomas dann wieder in der Grundschule an; nicht ohne vorab die
Lehrerin zu informieren und sie zu bitten, ein besonderes Auge auf den Jun-
gen zu haben. Nach ein paar Wochen ergab ein Gespräch mit der Lehrerin
nur Positives: Sie hätte an dem Buben nicht Seltsames beobachten können,
er sei gar nicht wütend und reizbar und habe nicht einmal auf eine wirkliche
Provokation durch einen anderen Schüler negativ reagiert. Vielmehr erlebe sie
ihn als ausgeglichen und aufmerksam. Von Thomas' Mutter bekam ich eine
begeisterte E-Mail, aus der ihre enorme Erleichterung über die gute Entwick-
lung des Jungen sprach.

Das **DHEA** ist auf seine eigene Art ein ähnlich wichtiger ›Tausendsassa‹ wie das Progesteron. An dieser Stelle erstmal nur so viel: DHEA zählt zwar zur Gruppe der Androgene (der männlichen Hormone), aber auch Frauen bilden und brauchen DHEA. Synthetisiert wird es vor allem in der Nebennierenrinde, in den Ovarien[8], aber auch in hohem Maße intrakrin[9], was bedeutet, dass die Substanz direkt in der Zelle oder am Zielorgan aus einer Vorsubtanz ›aktiv geschaltet‹ wird. Daneben hat es als sogenanntes ›Jungbrunnenhormon‹ bei beiden Geschlechtern viele positive Wirkungen im Körper und ein DHEA-Mangel führt unter anderem zum Abbau von Muskelmasse und der Zunahme von Fettpölsterchen, zu Stimmungsschwankungen sowie zum Verlust der Libido und Müdigkeit.

Ganz verschieden und doch miteinander verbunden: Testosteron und die Östrogene

Das **Testosteron** schließlich ist zwar **das** männliche Hormon schlechthin, ist für Frauen aber auch sehr wichtig. Hier macht sozusagen (unter anderem) die Dosis das Geschlecht, weil das Testosteron von allen Hormonen die distinktivste Wirkung hat: Männer produzieren im Gegensatz zu Frauen das Hormon in zehn- bis zwanzigfacher Menge. Ein stabiler und ausreichender Testosteronspiegel sorgt bei Frauen etwa für ein ausreichendes Energieniveau, eine gute Libido und genug Muskelmasse und verbessert die Knochendichte sowie die Stabilität der Gefäße.

Und schließlich spielt das Östrogen bei Frauen noch eine Hauptrolle im Hormontheater. Der Begriff ›Östrogen‹ im Singular ist dabei missverständlich, denn eigentlich sind die Östrogene eine Gruppe, die aus drei unterschiedlich Östrogenen bzw. deren Synthetisierungs- und Abbaustufen besteht. Diese heißen Östradiol, Östriol und Östron. Die Gruppe der Östrogene ist in ihrer Gesamtheit und Wirkung vornehmlich eine sehr weibliche Angelegenheit (obwohl auch Männer Östrogene bilden und brauchen): Sie sorgt etwa dafür, dass die typischen fraulichen Körperformen sich ausbilden und auch dafür, dass es bei einer Frau überhaupt zu einer Schwangerschaft kommen kann. Dafür steuert sie so entscheidende Faktoren wie das Heranreifen der Eizelle und den Aufbau der Gebärmutterschleimhaut. Darüber hinaus wirken die Östrogene aber auch positiv auf Knochendichte sowie die Stabilität unseres gesamten Bewegungsapparates und nehmen Einfluss auf die Regelung unserer Körpertemperatur.

---

[8]   Vgl. Leidenberger et al. (2014:31).
[9]   Vgl. dazu auch Labrie et al. (1998).

Die Dosis macht das Gift

Oft wird trotz aller dieser wichtigen und guten Eigenschaften in der Presse und Literatur der Eindruck erweckt, dass es sich bei ›dem Östrogen‹ um nur ›ein‹ schädliches Hormon handele. Dabei stehen sowohl ein Östrogenmangel als auch ein Östrogenüberschuss (oder auch eine sogenannte ›Östrogendominanz‹) in der Schusslinie. Auch hier ist es wieder von Bedeutung, dass es nicht das ‹eine› Östrogen gibt, sondern dass die Östrogene nicht nur alle drei unterschiedliche ‹Einsatzbereiche› haben, sondern für eine stabile Gesundheit und ein optimales Wohlbefinden auch zueinander in einem bestimmten Verhältnis stehen müssen. So besteht ein gesundes Gleichgewicht im weiblichen Körper ungefähr aus eine Kombination von 80 Prozent des sanften und befeuchtend wirkenden Östriols und zu jeweils ca. zehn Prozent Anteil des Östradiols und des Östrons.[10]

Die besagte Kritik an den Östrogenen beruht nun vor allem darauf, dass sie in dem Ruf stehen, die Zellteilung zu fördern. Aber auch hier lohnt es sich wieder, genauer hinzuschauen. Denn Zellteilung an sich, also die bei gesunden Zellen, ist ja etwas durchaus Positives, etwas, dass wir zu Recht mit Jugend und Frische verbinden, weil sie im Alter stark nachlässt und viele unserer Beschwerden (und z. B. auch unsere Falten) dann auf den mangelnden ›Zellnachschub‹ zurückzuführen sind. Geht es aber um Krebs, so ist eine hohe Zellteilungsrate natürlich extrem negativ besetzt, weil sie Tumorwachstum bedeutet. Und genau hier ist der Punkt, wo die Östrogene an ihren zweifelhaften Ruf kommen, denn das Östradiol fördert stark die Zellteilung. Das ist ein zweischneidiges Schwert, denn was für das Hautbild ein straffes und jugendliches Aussehen verspricht, bedeutet für einen Tumor, z. B. in der Brust, dann gleichzeitig verstärktes Wachstum. Dazu kommt, dass ein anderes der Östrogene, nämlich das Östron, im Verdacht steht, an der grundsätzlichen Entstehung von Brustkrebs beteiligt zu sein. Das Östriol, das dritte Östrogen im Bunde, dagegen wird als der ›good guy‹ betrachtet, der die Brust schützt.

Daraus ergibt sich die besondere Wichtigkeit, dass die Östrogene möglichst immer und nachhaltig im richtigen Verhältnis zueinanderstehen, damit sich ihre Wirkungen gegenseitig ausbalancieren. So steigt das grundsätzliche, generelle Brustkrebsrisiko, wenn Östron in einem hohen Maße vorkommt und die beiden

---

[10] Vgl. Schmitt-Homm / Homm (2014:214).

grundlegend schützenden Hormone Östriol und Östradiol im Mangel sind. Bei schon bestehendem Brustkrebs dagegen ist das Östradiol wegen seiner Förderung der Zellteilung mit Vorsicht zu genießen. Alle diese Zusammenhänge muss eine fundierte Therapie des Systems der Geschlechtshormone unbedingt berücksichtigen und dazu vor allem in einem ersten Schritt die Spiegel aller Hormone sehr sorgfältig bestimmen (mehr dazu in Kapitel 1.3).

DER WEIBLICHE ZYKLUS

Während der fruchtbaren Jahre im Leben einer Frau ist die einzige Stabilität Monat für Monat der Wandel, sprich, die Zusammensetzung der Hormone im Blut und im Körper verändert sich ständig, Tag für Tag, und folgt dabei jedoch einem bestimmten Rhythmus. Die Steuerungszentrale für diese Vorgänge ist die Hypophyse, die Hirnanhangdrüse. Sie schüttet nämlich auf Signale hin, die aus der Gebärmutter und den Ovarien (Eierstöcken) kommen, die Steuerungshormone FSH (Follikelstimulierendes Hormon) und LH (Luteinisierendes Hormon) aus, die ihrerseits wiederum für die Bildung von Östrogenen und Progesteron in einem bestimmten Verhältnis und zu bestimmten Zeitpunkten in den Eierstöcken sorgen.

Nach der Mens, in der die ›alte‹ und nicht genutzte Gebärmutterschleimhaut abgeblutet wurde, kommt in der ersten Zyklushälfte die sogenannte Follikelphase in Schwung. In der schüttet die Hypophyse das FSH aus und ›ermuntert‹ so die Eierstöcke, vermehrt Östrogene zu produzieren und diese frei zu setzen. Dann übernimmt der also inzwischen entsprechend gestiegene Östradiolspiegel die Regie: Das Hormon sorgt für einen erneuten Aufbau der Gebärmutterschleimhaut. Zusammen mit dem LH aus der Hypophyse, das ungefähr in der Mitte des Zyklus ausgeschüttet wird, triggert es zu diesem Zeitpunkt auch den Eisprung (die Ovulation). Die aus dem Eierstock herausgeschleuderte Eizelle wandert dabei durch den Eileiter in die Gebärmutter und harrt dort der Dinge, die da kommen sollen. Findet in dieser Zeit ein vorwitziges Spermium den Weg zu der Eizelle und gelingt es ihm, in sie einzudringen, wird die Eizelle befruchtet und wird versuchen, sich in die inzwischen noch weiter aufgebaute und noch besser durchblutete Gebärmutterschleimhaut einzunisten. Dass die Schleimhaut zwischen dem Eisprung und dem 19. bis 21. Zyklustag, an dem eine befruchtete Eizelle sich dort niederlassen würde, noch dicker und ›behaglicher‹ (weil gut mit Nährstoffen versorgt) geworden ist, verdankt sie dem Progesteron. Das nämlich wird vom Eisprung an von der am Eierstock zurückgebliebenen Hülle der Eizelle (›Gelbkörper‹ genannt; deswegen wird das Progesteron auch oft als ›Gelbkörperhormon‹ bezeichnet) in großen Mengen gebildet und wirkt im Zusammenspiel mit dem immer noch vorhandenen Östradiol stark aufbauend auf die Schleimhaut.

Findet keine Befruchtung statt, sinken beide Hormone in der Folge signifikant ab und die Gebärmutter stößt die verdickte Schleimhaut in der nächsten Mens wieder ab. In der Grafik lässt sich dieses Geschehen anhand der verschiedenfarbigen Hormonkurven gut nachvollziehen:

HORMONVERLAUFSKURVE WÄHREND
DES MENSTRUATIONSZYKLUS

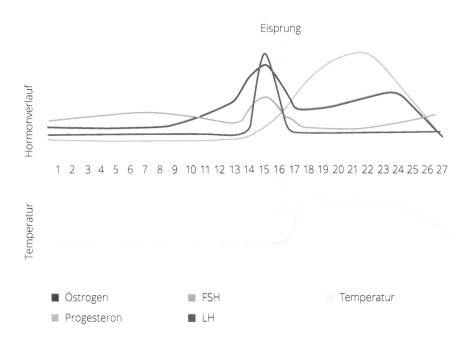

WENN DER RHYTHMUS SICH ÄNDERT – WAS PASSIERT EIGENTLICH IN DEN WECHSELJAHREN?

Wollte man ein wenig ironisch auf das zyklische Geschehen im weiblichen Körper schauen, so könnte man sagen: Kaum hat Frau sich an den ständigen und regelmäßigen Wandel gewöhnt, steht schon die nächste große Phase mit tiefgreifenden Veränderungen vor der Tür, nämlich die Wechseljahre. In den Wechseljahren kommt der Zyklus, an den Frau sich nun so schön gewöhnt hat, oftmals kräftig durcheinander. Dazu kommen häufig beunruhigende, lästige Symptome wie Hitzewallungen, starke und/oder schmerzhafte Mens, unmotivierte Gewichtszunahme, Schwindel, Trockenheit der Schleimhäute, schwindende Libido, Herzrasen, depressive Verstimmungen und erhöhte Reizbarkeit, Funktionsstörungen der Blase und der Galle und was dergleichen ›Nettigkeiten‹ noch mehr sind.

Oft beginnen diese Symptome bereits, wenn Patienten noch überhaupt nicht damit rechnen, aber schon ab einem Alter von etwa 40 Jahren kann tatsächlich die **erste Phase der Wechseljahre**, die sogenannte **Prämenopause**, beginnen. In der Regel aber sind Frauen etwa ab 47 Jahren von den Veränderungen dieser ersten Phase betroffen. Was passiert in dieser Zeit? Am meisten offensichtlich ist, dass das Progesteron welches schon seit ein paar Jahren schleichend am Absinken ist, nun stark in den Mangel kommt. Mit dem Einsetzen der Prämenopause ist der Zyklus vielleicht noch einigermaßen regelmäßig, aber trotzdem findet längst nicht mehr in jedem Zyklus ein Eisprung statt. Und wenn es keinen Eisprung gibt, bleibt am Eierstock auch keine Hülle, kein ›Gelbkörper‹, zurück, der viel und regelmäßig Progesteron bilden würde. Typische Beschwerden, die darauf zurückgehen, sind etwa die zyklische Gewichtszunahme (häufig durch Wassereinlagerung), Schlafstörungen, Blasenprobleme, mangelnde Energie, Ängste und Depression, ein verstärkt auftretendes PMS (Prämenstruelles Syndrom) und noch einiges mehr.

Neben dem fehlenden Progesteron gerät dann nach und nach auch seine ›Gegenspielerhormongruppe‹ (gemeint sind die Östrogene) aus der Balance und einige Jahre später geht zusätzlich noch die Bildung des männlichen Hormons, dem Testosteron zurück, was dann zu der verminderten Libido und einem generell schlechteren Energieniveau führt.

Als Perimenopause werden die 3-4 Jahre um die letzte Menstruation bezeichnet. Die eigentliche **Menopause, die zweite Phase der Wechseljahre,** beginnt nach der letzten Mens. Diese Phase unmittelbar davor ist häufig durch etwas Hin und Her gekennzeichnet, wenn Frau annimmt, nun die letzte Blutung gehabt zu haben, sich aber dann doch noch eine oder zwei Blutungen unregelmäßig anschließen, bis der Zyklus schließlich ganz stoppt. In den Eierstöcken werden nun nur noch ganz wenig Östrogene und Progesteron produziert und die Hormonspiegel sinken auf ein tiefes Niveau ab.

Nach einem weiteren Jahr ohne Mens beginnt dann die **dritte Phase, die Postmenopause.** Das Absinken der Hormone führt zu einer Reihe von sehr unangenehmer Symptomen: Die genannte Schleimhauttrockenheit (oft in den Augen, Nase und in der Vagina) ist auf einen solchen Mangel zurückzuführen, aber auch eine beginnende Inkontinenz und Osteoporose können durch Östrogenmangel entstehen, sowie viele andere Beschwerden bis hin zu Krebsvorstufen und einzelnen Autoimmunerkrankungen. Im Hormonspiegel ist diese Phase auffällig und eindeutig durch stark erhöhte Werte der beiden Hypophysenhormone FSH und LH gekennzeichnet, weil die Hirnanhangdrüse die Keimdrüsen gerne dazu anregen möchte, doch wieder die ›gesunden‹ Östrogen- bzw. auch Progesteronspiegel zu produzieren. Die Eierstöcke jedoch sind dazu nun nicht mehr in der Lage.

Die Grafik zeigt die Verläufe der wichtigsten Hormone während eines Lebensalters:

VERLAUFSKURVE DER WICHTIGSTEN HORMONE

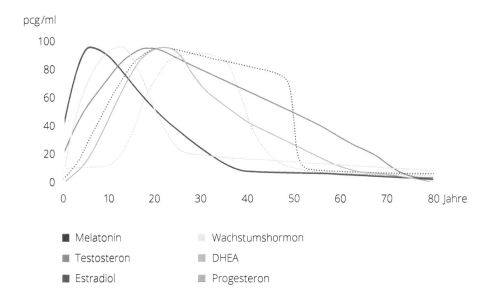

Zur Illustration des oben Gesagten nun die erste Patientengeschichte mit ganz typischen Beschwerden, die hier auf die Phase zwischen Perimenopause und Menopause hindeuten:

EINE DRITTE PATIENTENGESCHICHTE

Christine M., einer meiner Patientinnen mit ›klassischen‹ Wechseljahrbeschwerden

›Ich erkenne mich schon seit einiger Zeit nicht mehr wieder‹, so begann Christine M. unser Gespräch, als sie mich in meiner Praxis aufsuchte. Mit 52 Jahren hatte sie nun schon seit über einem Jahr mit vielen der bekannten Wechseljahrbeschwerden zu kämpfen. Ihr Leidensdruck war sehr hoch: Bei mehreren Hitzewallungen am Tag und während der Nacht brach ihr der Schweiß aus allen Poren. Tagsüber trug sie immer ein Shirt als Reserve in ihrer Handtasche bei sich, damit sie sich im ›Notfall‹ umziehen konnte. Nachts schlief sie (auch im

tiefsten Winter) bei weit geöffneter Balkontür, so dass ihr Mann die Flucht ins Nachbarzimmer angetreten hatte, weil es ihm viel zu kalt war. Trotzdem war Christine M. öfter gezwungen, die Bettwäsche zu wechseln, weil sie sie durchgeschwitzt hatte. Das hielt sie in so einem Fall grundsätzlich vom Schlafen ab, was für sie besonders lästig war, denn ihr Schlaf war auch ohne diese Unterbrechungen schon schlecht genug: Sie litt sowohl unter schweren Einschlaf- als auch unter Durchschlafstörungen und kam sowieso pro Nacht oft nur auf drei bis vier Stunden erholsamer Ruhe. Das empfand Christine M. als äußerst belastend, weil sie zunehmend das Gefühl hatte, nicht mehr leistungsfähig zu sein (was sie vor allem im Job merkte), schnell gestresst war und sich selbst als weinerlich und empfindlich wahrnahm. Das war auch der Punkt, an dem sie den Satz oben nochmals wiederholte; offensichtlich litt sie stark darunter, dass ihre Selbstwahrnehmung sich so stark verändert hatte und sie sich ihren Stimmungen hilflos ausgeliefert fühlte.

›Und dann scheine ich mir auch nichts mehr richtig merken zu können‹, beschrieb sie mir ihren Zustand weiter, ›meine Konzentrationsfähigkeit geht den Bach hinunter und ich brauche im Büro für alles fast doppelt so lange wie früher, weil ich immer denke, dass ich Fehler gemacht habe und alles dann mehrfach nachkontrolliere‹. Weiterhin litt sie darunter, wie ihr Äußeres sich vor allem im letzten Jahr verändert hatte: In nur vier Monaten hatte sie ungefähr acht Kilo zugenommen und fühlte sich aufgeschwemmt, unbeweglich und unattraktiv. Dazu kamen schmerzhaftes Brustspannen sowie eine Vergrößerung vorhandener gutartiger Fibroadenome in der Brust.

Als die Beschwerden einsetzten und immer stärker wurden, hatte sie ihren Gynäkologen aufgesucht. Der hatte nach der Anamnese eine konservative Therapie mit einem Hormonersatzpräparat angestoßen und auf die singuläre Behandlung aller Symptome mit einer Östrogen-/Gestagenkombination gesetzt. Christine M. nahm nun seit ca. einem Jahr dieses Hormonersatzpräparat, allerdings ohne dass ihre Beschwerden nachgelassen hätten. Im Gegenteil: Subjektiv war alles graduell und schleichend immer schlimmer geworden, so dass sie sich nun keinen Rat mehr wusste.

Eine Bestandsaufnahme bringt Erstaunliches zutage
All das klang mir sehr bekannt in den Ohren, aber zunächst brauchten wir na-

türlich einen aussagekräftigen Status Quo. So starteten wir mit einem Speichel- und einem Bluttest, um die aktuelle Hormonlage der Patientin zu bestimmen. Das Ergebnis des Tests war eine kleine Überraschung: Christine M.s Hormone waren im Umbruch, keine Frage, aber dafür, dass sie sich mitten in den Wechseljahren befand, war ihr FSH-Wert (das den Eisprung regulierende Hormon der Hypophyse) noch recht niedrig. Und auch ihr Östradiol-Wert (eines der im Körper wirksamen Östrogene) war für ihr Alter eher oben auf der Skala gelagert, was ebenfalls auf eine noch uneindeutige Gemengelage schließen ließ. Der Progesteronwert der Patientin war dagegen ausgesprochen niedrig; weitere Werte wie Testosteron, DHEA (das ›Jungbrunnenhormon‹), Adrenalin und Noradrenalin waren im niedrigen Normbereich. Um ein vollständiges Bild zu bekommen, ließ ich ebenfalls die Spiegel der wichtigsten Vitamine sowie Neurotransmitter bestimmen. Dort stießen wir ebenfalls auf eine Mangelsituation, und zwar bei Vitamin D, Vitamin B12 sowie den Neurotransmittern Serotonin und Dopamin.

Wir starten in die Behandlung

Beim nächsten Termin erklärte ich Christine M. die Werte und Ergebnisse und machte ihr einen Therapievorschlag: Aus dem Hormonersatzpräparat würden wir uns ›ausschleichen‹, um ihren erhöhten Estradiolwert nicht noch weiter zu steigern und um ›Entzugserscheinungen‹ durch zu plötzliches Absetzen zu vermeiden. Dann setzte ich weiterhin ergänzend auf den Einsatz von bioidentischem Progesteron, da ich die Meinung des Gynäkologen, dass eine Behandlung mit Progesteron unnötig sei, weil die Patientin vor ca. drei Jahren eine Gebärmutterentfernung hatte, nicht teilte: Denn inzwischen ist nachgewiesen, dass es überall im Körper (und nicht nur in der Gebärmutter sondern z. B. auch im Gehirn) Progesteronrezeptoren gibt.[11] So würde das Hormon trotz Hysterektomie doch seine entspannende, beruhigende, antidepressive und auch entwässernde Wirkung (für den gewünschten Gewichtsverlust!) entfalten können. Ich verschrieb Christine M. also eine 100mg-Kapsel bioidentisches Progesteron zur Nacht. Weiterhin substituierten wir das leicht zu niedrige DHEA sowie die Vitamine D und B12 und starteten zur Stärkung der Konzentrationsfähigkeit und Stressresistenz eine Behandlung mit Rosenwurz. Aufgrund des niedrigen

---

[11] Zur Existenz von Progestonrezeptoren in Nervenzellen vgl. etwa Thomas/Yang (2012) sowie Mahesh et al. (1996).

Serotonin-Spiegels (der auch wesentlichen Einfluss auf Schlaf und Stimmung der Patientin hatte) verordnete ich weiterhin 5-HTP (eine Aminosäure und direkte Vorstufe von Serotonin).

Erfolge stellen sich ein

Bereits mit einer Kapsel Progesteron erfuhr Christine M. eine große Erleichterung: Sie schlief viel besser und hatte nachts deutlich weniger Hitzewallungen. Eine weitere segensreiche Auswirkung des Progesterons und der Östradiol-Reduktion war ein schneller und nachhaltiger Gewichtsverlust: Sie nahm während der ersten vier Wochen der Behandlung vier Kilo Gewicht ab und ihr Wohlbefinden steigerte sich durch diese ›Erleichterung‹ enorm. Weiterhin ging ihr Brustspannen zurück und ihre Belastbarkeit und Leistungs- und Konzentrationsfähigkeit nahmen rasch zu. Eine weitere wunderbare ›Nebenwirkung‹ der Therapie war die Rückkehr ihrer Libido, über die sich nicht nur sie selbst sondern auch ihr Mann freute.

Als kleinen Rückschlag nahm Christine M. das Auftreten von Palpitationen wahr: Das Herzstolpern und –klopfen, das sie spürte, ist tatsächlich eine Nebenwirkung, die während einer Hormonumstellung sehr häufig auftritt. Nur zur Sicherheit und weiterer Abklärung veranlasste ich eine kardiologische Kontrolle, die aber erfreulicherweise völlig unauffällig war. Zur Linderung dieser Beschwerden gab ich zusätzlich Magnesium und Weißdorn, das beides wiederum weitere gute Auswirkungen auf die Schlafqualität sowie den Allgemeinzustand der Patientin hatte. Die bestehende Therapie ergänzte ich noch mit einem Q10-Präparat, das der schon bestehenden Leistungssteigerung durch die nervenstärkende Wirkung weiter Auftrieb gab.

Zwei Monate später: Christine M. genießt wieder ihr Leben

Als Christine M. einige Zeit danach zur Kontrolle in meine Praxis kam, saß mir eine schlanke, fröhliche und ausgeruht wirkende Frau gegenüber. Sie berichtete von deutlich besserer Nachtruhe und erzählte, dass sie nun maximal einmal nachts aufwache. Ihre Hitzewallungen hatten sich auf ca. ein Drittel reduziert und deutlich an Intensität verloren, sie hatte weitere zwei Kilo an Gewicht abgenommen, das Brustspannen war komplett verschwunden und ihre Stimmung war gut, stabil und ihre Leistungsfähigkeit weiter auf dem aufsteigenden Ast.

Wir passten die Therapie weiter an: Die weitere Reduktion des Östradiols funktionierte problemlos. Ich stellte Christine M. auf eine transdermale Anwendung (über die Haut mit Creme) um, weil diese Art der Applikation wesentlich gesünder ist: Da die Leber bei dieser Art der Anwendung umgangen wird, werden die Nebenwirkungen nämlich stark reduziert; es gibt statistisch weniger Thrombose- und Schlaganfallneigung und man kann mit einer deutlich niedrigeren Dosierung arbeiten. Im Endeffekt erhielt Christine M. eben endgültig nur noch ein Achtel der ursprünglichen Östradiol-Dosis über eine Creme. Damit hatte sie überhaupt keine Hitzewallungen mehr und ihr Schlaf wurde gut und erholsam. Ihre Gedächtnisleistung nahm sie noch als ganz leicht reduziert war, fühlte sich aber nicht mehr gestresst. Sie war insgesamt gut belastbar, hatte keinerlei Herzstolpern mehr und war generell sehr positiv gestimmt – ohne Stimmungsschwankungen, verjüngt und mit erfrischter Libido!

Sie sehen die positive Wirkung eines umfassenden Behandlungsansatzes: Die Dysbalance zwischen Östradiol und Progesteron ist durch die fein austarierte Gabe bioidentischer Hormone verschwunden, und damit ist die Patientin von ihren hauptsächlichen Symptomen erlöst. Darüber hinaus sorgen die ergänzende Gabe von Neurotransmittern und die Supplementierung mit bestimmten Vitaminen für eine weiterhin und nachhaltig erhöhte Lebensqualität mit gutem Energieniveau und einer stabilen Stimmungslage.

ÖSTROGENDOMINANZ:
EIN HÄUFIGES THEMA IN DEN WECHSELJAHREN

Die sogenannte Östrogendominanz ist vor allem zu Beginn der Wechseljahre häufig ein Thema für Patienten. Wie oben schon kurz erläutert, fällt der Progesteronspiegel schon weit vor der eigentlichen Menopause ab, wenn der Zyklus (oft noch unmerklich) beginnt, sich zu verändern und die Eisprünge seltener werden. Man kann davon ausgehen, dass bis zum 30. Lebensjahr schon etwa 90 Prozent aller in den Eierstöcken lagernden Eizellen aufgebraucht sind, und wenn in immer mehr Zyklen kein Eisprung stattfindet, liegt auch zunehmend weniger Progesteron im Körper vor. Da die empfindliche Balance der beiden Hormone dann gestört ist und es im Verhältnis an Progesteron fehlt, kann die

Wirkung des Östrogens viel stärker durchschlagen: Im Körper wird eben nicht mehr gegengesteuert. So werden Wassereinlagerungen im Gewebe nicht mehr aufgelöst, und die den Schlaf bzw. die Entspannung fördernde Wirkung des Progesterons kommt nicht mehr zum Tragen. Zusätzlich kann es, weil vor allem das Östradiol nun ›freie Bahn‹ hat, zu Schmerzen oder Spannungsgefühlen in der Brust kommen oder sogar dazu, dass die Brust sich auffällig vergrößert.

Statt nun, wie sonst üblich, zur Therapie auf künstlich veränderte Östrogene oder eine ebenso künstliche Östrogen-/Gestagenkombination zurückzugreifen, empfiehlt sich auch hier wieder der Blick auf den ganzen Menschen. Dazu wieder eine kurze Patientengeschichte aus meiner Praxis:

EINE VIERTE PATIENTENGESCHICHTE

An der Schwelle zur Menopause: Wenn zu viel Östrogen zum Problem wird
Die 49-jährige Stefanie J. kam mit einer Hypermenorrhoe (einer sehr starken Blutung) und anderen hormonell bedingten Beschwerden in meine Praxis. Im Gespräch schilderte sie, dass ihr Zyklus während der letzten zehn Monate sehr unregelmäßig (von sechs Wochen nach zwei Wochen und dann wieder nach sechs Wochen schwankend) und die Blutung zusätzlich sehr stark geworden sei. Dazu kamen eine Gewichtszunahme, Brustschmerzen sowie Zuwachs bei ihrer BH-Größe um zwei (!) Nummern und Wassereinlagerungen im Körper. Daneben war sie sehr geplagt durch eine extreme Trockenheit der Vaginalschleimhäute mit Schmerzen, auch beim Geschlechtsverkehr, zu dem sie aber aufgrund von Libidomangel ohnehin wenig Lust mehr hatte. Zusammen mit starker Gereiztheit vor der Mens sowie generellen Schlafstörungen war das eine recht ›explosive‹ Mischung, die ihr und ihrem Partner schwer zu schaffen machte.

Bei der normalen gynäkologischen Kontrolle war soweit alles in Ordnung gewesen. Der Frauenarzt hatte ihr gegen ihre Beschwerden Östrogentabletten verschrieben, die sich jedoch nach der Lektüre des Beipackzettels nicht nehmen wollte – die dort beschriebenen Nebenwirkungen machten ihr Angst. Alles das, was ihr sonst immer gut geholfen hatte, etwa Yoga bei den PMS-Beschwerden, und auch die pflanzlichen und homöopathischen Mittel aus der

Apotheke blieben ihrer Beschreibung nach neuerdings wirkungslos. Die Patientin fühlte deswegen großen Handlungsbedarf.

Die Östrogendominanz ausschalten

Im Labor ergaben sich sehr hohe Östradiolwerte und das Progesteron war im Gegensatz dazu äußerst *tief*. Damit litt Stefanie J. unter einem großen Hormonungleichgewicht – der sogenannten ›Östrogendominanz‹.[12] Daneben waren die Werte für DHEA und Östriol ebenfalls zu niedrig, ihr Testosteronwert allerdings gut. Wir besprachen das alles intensiv und planten eine konzertierte Vorgehensweise: Für die ausgeprägte vaginale Atrophie verordnete ich ein Östriol-Gel im Wechsel mit DHEA-Vaginalzäpfchen sowie Milchsäurebakterien, welche die Patientin auch oral einnehmen konnte. Das wird alles immer sehr gut resorbiert und, wie geplant, regenerierten sich die Schleimhäute der Patientin rasch und ihre Libido kam wieder in Schwung.[13]

Mit Bezug zur Östrogendominanz wollte die Patientin gerne erst eine Progesteron-Creme versuchen, die sich aber (wie erwartet) als zu schwach erwies. Auch mit einer Progesteron-Kapsel von 100mg ging es zwar zu Beginn bergauf, aber nach einigen Wochen verschlechterten sich die Beschwerden wieder. Dieser Verlauf entsprach einer aktuellen Theorie, dass zunächst im Therapieverlauf mehr Östrogen aus dem Gewebe gelöst wird, das dann später vom Progesteron ausgeglichen/neutralisiert wird.[14] Also steigerten wir die Dosis auf 300mg, bis die Beschwerden dauerhaft rückläufig waren. Das bedeutete konkret eine Regulierung des Zyklus auf verlässliche 26 Tage, eine Normalisierung der starken Menstruation, eine Besserung der Ödeme und auch der

---

[12] Bei solchen Werten kann man natürlich nicht von einer absoluten, sondern nur von einer relativen Östrogendominanz sprechen – ein Zusammenhang, auf den auch Beck richtig hinweist (Beck, 2016:114). Da aber das Gleichgewicht unseres ganzen Hormonhaushalts auf voneinander abhängigen Werten beruht, ist der Östrogenwert hier trotz der absoluten Werte, eben im Verhältnis zum Progesteron betrachtet, sehr hoch und davon auszugehen, dass der Progesteronwert vor dem Eintritt der Perimenopause deutlich höher lag und das Östrogen besser ›in Schach gehalten‹ hat. Vgl. auch Platt (2012).

[13] Eine aktuelle Studie zur guten Verträglichkeit bzw. zum Nutzen dieser Präparate bei Donders et al. (2014).

[14] Vgl. etwa http://oestrogen-dominanz.de/buch/natuerliches-progesteron.htm, letzter Zugriff am 29.1.2018.

Brustschmerzen sowie eine Rückbildung der Brustschwellung. Auch die Reizbarkeit war auf dem Rückzug, wie Stefanie J. mir frohen Mutes berichtete.

Wieder ein Blick über den Tellerrand für eine umfassende Gesundung
Wie sich im folgenden Gespräch herausstellte, litt die Patientin aber nun zunehmend unter einer Trockenheit der Augen, die wir aber durch das Verschreiben östrogenhaltiger Augentropfen schnell in den Griff bekamen. Zur Kontrolle nahm ich noch einmal alle Werte und beraumte zusätzlich eine Blutuntersuchung an. Die ergab einen leicht erhöhten Cholesterinspiegel, und weil bei Stefanie J. in der Familie Herz- und Gefäßerkrankungen eher die Regel als die Ausnahme waren, machte ich zur weiteren Abklärung noch einen speziellen Fettsäurestatus und nahm den Wert des oxidierten LDL. Dieser Wert war in der Tat ebenfalls erhöht und so empfahl ich der Patientin eine ›Mittelmeer-Ernährung‹ mit viel Obst, Gemüse und generell Antioxidantien und gab zusätzlich ein Präparat mit den Vitaminen C und E. Weiterhin sollte sie tierische Fette reduzieren, wobei ich gleichzeitig mit Omega 3-Fettsäuren substituierte, weil sie da wiederum einen Mangel hatte. Als letztes kümmerten wir uns noch um ihren erhöhten Homocystein-Wert, der gemäß neuerer Forschung[15] ebenfalls einen Risikofaktor für Herz- und Gefäßerkrankungen, vielleicht sogar für Demenz, darstellen kann. Mit der Gabe eines Vitamin B-Komplexes, der gleichzeitig ›nebenbei‹ noch den zu niedrigen Vitamin B12-Spiegel der Patientin ausglich, schalteten wir auch diesen Risikofaktor aus.

Diese Patientengeschichte illustriert sehr schön die Wechselwirkung zwischen Östrogen und Progesteron: Es ist immer die Mühe wert, die Dosierungen so lange fein abzustimmen, bis das Wohlbefinden der Patienten wieder optimal ist. Weiterhin greift mein Ansatz auch bei den Beschwerden, die abseits der Östrogendominanz liegen bzw. die Randerscheinungen sind: So wies die Trockenheit der Augen bei Stefanie J. schon auf einen zukünftig möglichen Östrogenmangel hin und ließ sich ihr Cholesterinwert über die Ernährung völlig ohne Medikamente regulieren.

---

[15] Vgl. http://www.herzstiftung.de/pdf/zeitschriften/3_99_risiko.pdf, letzter Zugriff am 30.1.2018.

WENN, DANN STÖREND:
ÖSTROGENMANGEL IN DEN WECHSELJAHREN

Neben der Östrogendominanz kommt natürlich auch ein Östrogenmangel vor, und wenn er vorkommt, dann meist etwas später im Verlauf der Wechseljahre, also in der Menopause. Wenn das Progesteron schon lange auf dem ›absteigenden Ast‹ ist, bleiben die Östrogene noch auf gewohnter Höhe und fallen dann viel später (aber dann rasch) ab, wie in der Grafik sehr schön zu sehen ist:

ÖSTROGENDOMINANZ

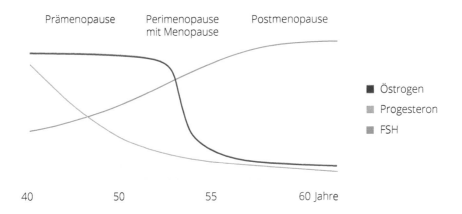

Wenn aber das Östrogen im Laufe der Zeit auch immer weniger wird, haben viele Frauen wieder mit sehr unangenehmen Beschwerden zu kämpfen. Bei dieser Gemengelage stehen vor allem oft die Hitzewallungen als Symptom im Vordergrund, weil mit dem ›Östradiol‹ sozusagen auch das ›Thermostat‹ unseres Körpers verschwindet und der Temperaturhaushalt dann nicht mehr gut ausbalanciert wird. Auch die Trockenheit der Schleimhäute ist dann häufig auf dem Vormarsch, was das Wohlbefinden und die Libido beeinträchtigt. Aber auch hiergegen lässt sich gut vorgehen, wie die folgende Geschichte aus meiner Praxis zeigt …

EINE FÜNFTE PATIENTENGESCHICHTE

Wenn in den Wechseljahren Östrogen fehlt

Mit diesem recht seltenen Beschwerdebild kam die 54-jährige Eva B. zu mir in die Praxis. Sie war seit ca. einem Jahr in der Menopause. Das Symptom, das die Patientin am schlimmsten empfand, waren ihre Hitzewallungen: Mehr als dreißig (!) Mal täglich brach ihr der Schweiß aus. Sie war selbstständig tätig und im ständigen Kundenkontakt, so dass die Hitzewallungen für sie sehr lästig waren und oft ein mehrmaliges Umziehen an einem Tag nötig machten. Ihr anderes hervorstechendes Symptom war eine generelle Trockenheit in verschiedenen Regionen des Körpers: Haut, Mund, Augen und Vaginalschleimhäute waren trocken, ja sogar ihre Verdauung war ›trocken‹, und dem entsprechend litt Eva B. oft unter Verstopfung. Ihre Libido war in der letzten Zeit komplett verschwunden und beim Geschlechtsverkehr hatte sie starke Schmerzen, was vor allem auf die trockenen Schleimhäute zurückzuführen war. Dabei litt sie ebenfalls unter wiederkehrenden Harnwegsinfekten. Außerdem fand sie sich selbst zunehmend weniger attraktiv und ihr eigenes Körperbild entwickelte sich negativ: Sie fand ihre Brüste kleiner werdend und schlaff, ihre Haare wurden immer dünner, sie war blass, fast schon überschlank und in ihrem Gesicht (vor allem um den Mund) breitete sich ein Netz feiner Fältchen aus.

Das brachte mich zuerst auf die Idee eines möglichen Östrogenmangels, denn besonders schlanke Frauen können hiervon stärker betroffen sein, da auch in den Fettzellen Östrogen gebildet wird, das hier im Vergleich zu ›gewichtigeren‹ Patientinnen dann fehlt. Eva B. berichtete weiterhin von starker Reizbarkeit bis zur Depression und von Konzentrationsmängeln bis hin zur Gedächtnisstörung. Eine Knochendichtemessung zeigte bereits eine leichte Osteopenie (eine Minderung der Knochendichte und die Vorstufe zur Osteporose). Familiär gab es dann auch eine Osteoporosebelastung, wie die Patientin mir auf Nachfrage erzählte. Eva B. hatte selbst eine Zeitlang mit natürlichen und pflanzlichen Heilmitteln experimentiert, aber sämtliche natürlichen Maßnahmen (wie Soja, Rotklee oder Salbei) waren praktisch ohne Effekt geblieben. Ich veranlasste zunächst ein Labor mit Speicheltest etc. und tatsächlich fanden sich ein nicht messbares Östrogen und auch sehr wenig Progesteron sowie ein sehr tiefer DHEA- und Testosteronspiegel.

Wir begannen sofort mit bioidentischem Östrogen (Östradiol) über die Haut als Creme sowie mit Östriol vaginal und Progesteron und DHEA oral. Diese Vorgehensweise ergänzten wir durch allgemein befeuchtende Maßnahmen wie die Gabe von Vitamin E, Leinöl sowie Granatapfel und Kapseln mit speziellen Milchsäurebakterienkulturen (Laktobazillen) zur Regulierung der Vaginalflora. Darüber hinaus gab ich noch weitere Nahrungsergänzungsmittel zur allgemeinen Kräftigung.

Schnelle Besserung
Schon nach zwei Wochen stellten sich Erfolge ein: Die Patientin ließ mir ihren Dank ausrichten und mitteilen, dass es ihr bereits sehr viel besser ginge. Sie sei noch nicht wieder ganz die alte, aber schon wieder zu 70 Prozent auf dem guten Weg. Sie fühle sich deutlich vitaler und leistungsfähiger und Verdauung habe sich rasch normalisiert. Sie hatte schon noch Hitzewallungen, aber zahlenmäßig nur mehr die Hälfte und in geringerer Intensität. Sie schlief wieder fast durch und hatte dadurch ein besseres Nervenkostüm und eine höhere Belastbarkeit. Auch sehr erfreulich war, dass Haut, Augen so wie die Vaginalschleimhaut nicht mehr so trocken waren, was ihre Libido positiv beeinflusste. Im weiteren Verlauf und nach regelmäßigen Tests passten wir die Hormone noch zwei weitere Male an, bis sich Eva B. schließlich wieder ›ganz im Lot‹ fühlte.

EXKURS: DHEA – DAS ›JUNGBRUNNEN-HORMON‹[16]

In meiner Praxis nehme ich bei den ersten Labortests grundsätzlich auch immer den Wert von DHEA. Warum dieses Hormon so bedeutsam ist, will ich kurz erklären. DHEA steht für ›Dehydroepiandrosteron‹ und ist ein Basishormon. Das heißt, dass der Körper aus DHEA als Basis weitere Hormone bildet. Dabei ist DHEA (wie Progesteron) in seiner Wirkung ebenfalls ein echter ›Tausendsassa‹. Besonders interessant ist nämlich, dass DHEA, wie oben erwähnt, u. a. in der Nebennierenrinde gebildet wird, aber eben nicht nur als Grundlage für die Bildung der ›Stresshormone‹ (u. a. Cortisol), sondern auch stark für die Bildung von Geschlechtshormonen genutzt wird. Testosteron,

---

[16] Die Studie von Rutkowski et al. (2014) zeigt, dass die Verwendung dieses Begriffs durchaus berechtigt ist.

Östrogene und Progesteron – alle diese Sexualhormone können aus DHEA entstehen. Dabei sollte man die Bedeutung von DHEA für die Bildung dieser Geschlechtshormone nicht unter ›ferner liefen‹ abspeichern, denn ca. 50 Prozent aller männlichen Geschlechtshormone in erwachsenen Männern werden aus DHEA gebildet. Bei Frauen ist die Lage etwas differenzierter und noch nicht so gut erforscht, aber man vermutet, dass bei Frauen vor der Menopause bis zu 70 Prozent der Östrogene aus dem DHEA entstehen und nach der Menopause sogar 100 Prozent.[17]

DHEA nicht unkontrolliert geben

Vor einer Substitutionsbehandlung sollte man diesen Aspekt bei Frauen auf jeden Fall immer mit berücksichtigen und das DHEA bei einer Extra-Einnahme zur Kontrolle regelmäßig messen oder sogar vorher absichtlich niedrige Östrogenspiegel ›einstellen‹, damit es nicht zu einem Überschuss an Östrogen kommt.[18] Ganz ähnlich auch bei Männern, denn liegen dort etwa hohe oder erhöhte Östrogenspiegel vor (das kann z.B. bei Adipositas oder einer Fettleber vorkommen), kann das Östrogen (i.e. können in diesem Fall das Östron und das Östradiol) weiter ansteigen. Das aber ist nicht erwünscht, denn dann erhöht sich das Risiko für Gefäßerkrankungen oder auch Prostatakrebs.

Aber abgesehen davon hat das DHEA neben seiner, nennen wir es mal, ›Wendigkeit‹ als Basishormon noch viele andere Qualitäten. Sein regeneratives Potenzial ist enorm groß – das ist auch der Grund, warum ich hier von einem ›Jungbrunnen-Hormon‹ spreche. Mitte der 1980er-Jahre gab es in den USA erste Untersuchungen zu DHEA, nachdem die Forschung ein paar Jahrzehnte lang nach dem ersten Nachweis von DHEA 1934 im Urin eines Menschen in einer Art ›Dornröschenschlaf‹ gelegen hatte. Das Hormon war in den Fokus der Wissenschaft gerückt, weil sein Spiegel in jungen Menschen um die zwanzig sehr hoch ist und mit fortschreitendem Alter linear absinkt, bis er in hohem Alter schließlich in der Regel kaum mehr messbar ist. Was lag da näher, als diverse Studien zu veranlassen, weil man vermutete, dass DHEA eine zentrale

---

[17] Vgl. Cornelius (2002).

[18] Vgl. dazu Römmler (Hrsg.) (2014:30). Es gibt die Möglichkeit einer 7-Keto-DHEA-Gabe, die im Gegensatz zum ›echten‹ DHEA nicht weiter in Richtung Geschlechtshormone verstoffwechselt werden kann.

Rolle dabei spielt, wie gesund und fit wir sind und wie stark und auf welche Weise wir altern.[19]

DHEA schützt und heilt

Diese Studien setzten den DHEA-Spiegel im Körper in Beziehung zu vielen schweren, degenerativen oder sogar zu Autoimmunerkrankungen. Die Ergebnisse fast aller Studien sind dabei interessant und ermutigend: So korreliert etwa ein niedriger DHEA-Spiegel bei Männern mit einem zwei- bis dreifach erhöhten Risiko für Arteriosklerose und umgekehrt scheint DHEA vor Herz- und Gefäßerkrankungen zu schützen.

In Studien wies man weiterhin die Wirksamkeit von DHEA gegen viele Krebsarten nach. Dabei standen besonders Prostatakrebs, Brustkrebs, Hautkrebs, Darmkrebs und Leberkrebs im Fokus der Forschung und das Spektrum der Wirkung reichte von grundsätzlicher Verhinderung des Entstehens der Erkrankung bis zur Wachstumshemmung schon vorhandener Tumorzellen.[20] Auch Alzheimerpatienten macht DHEA Hoffnung, denn in den Studien verbesserte sich bei den Probanden sowohl die Leistung des Kurzzeitgedächtnisses als auch ihre grundsätzliche Fähigkeit, gespeicherte Informationen abzurufen. Weiterhin aktiviert DHEA die Funktionalität des Immunsystems, etwa indem es die Produktion von T-Helferzellen steigert. Bei einer Studie zur Autoimmunerkrankung Lupus erythematodes berichteten Patientinnen von einer Linderung von Hautausschlägen, Gelenkschmerzen und der starken Abgeschlagenheit, also der wichtigsten Symptome. Und auch bei Diabetes und Alterserscheinungen generell scheint DHEA eine sehr positive Wirkung zu entfalten.[21]

---

[19] Pasedach (2015) diskutiert den Einsatz von DHEA in Medizin und Anti-Aging und sieht eine unreflektierte bzw. unkontrollierte Gabe sehr kritisch. In den USA etwa ist DHEA bzw. 7-Keto-DHEA als ›Nahrungsergänzungsmittel‹ frei verkäuflich und wird dem entsprechend ›nach Gusto‹ konsumiert. Davon rate ich selbstverständlich ab. Zu hohe DHEA-Spiegel sind ebenso schädlich wie zu niedrige (Schulte-Uebbing, 2010) und mögliche Kontraindikationen wie eine genetische Dispositon für Brustkrebs oder Prostata-Karzinom sind bei der Anamnese zu klären.

[20] Vgl. Schmitt-Homm / Homm (2014:282).

[21] Vgl. Cornelius (2002).

DHEA und Wechseljahre[22]

Mit Bezug zur weiblichen Meno- und zur männlichen Andropause ist DHEA in der Lage, deren Einsetzen generell zu verzögern, weil es signifikant dazu beitragen kann, den Östrogen- bzw. den Testosteron-Spiegel zu erhöhen – eben auch dann, wenn die Produktion aus den Keimdrüsen nachlässt. Unter DHEA-Behandlung wird weiterhin von vielen positiven Entwicklungen bei verschiedenen, typischen Wechseljahrbeschwerden bei Männern und Frauen berichtet: So besserten sich sowohl Durchblutungsstörungen als auch lästige psychische Symptome, wobei sehr deutliche Stimmungsaufhellungen eintraten. Das ist auch kein Wunder, denn DHEA regt nachgewiesenermaßen die Aktivität der Serotonin-Neuronen an (was ein wunderbares weiteres Beispiel für die enge Verzahnung der Systeme im Körper ist).[23] Auch auf alternde Haut übt DHEA einen sehr guten Einfluss aus, indem es hilft, die Dicke bestimmter Hautschichten wieder aufzubauen und so die Faltentiefe reduziert. Ähnlich positiv ist der Effekt auf die Wundheilung.[24]

Darüber hinaus korreliert der DHEA-Spiegel im Körper bei Frauen im mittleren Alter auch mit der Knochendichte, weil Knochenzellen wahrscheinlich das Östradiol, das sie brauchen, direkt aus DHEA bilden: Ein niedriger DHEA-Wert im Serum ließ sich in Untersuchungen an eine niedrige Knochendichte koppeln, während ein hoher DHEA-Wert eine hohe Knochendichte begünstigt.[25]

DHEA und Psyche

Besonders hervorheben kann ich auch die positiven Wirkungen von DHEA auf Gehirn und Psyche. Im Gehirn agiert es als ein sehr wichtiges Neurosteroid, das antioxidativ und gleichzeitig nährend bei der Entwicklung von Neuronen wirkt. Dadurch agiert es auch unterstützend bei der Transmitterbildung und hilft so, Stress abzubauen und die Stimmung aufzuhellen.[26] Und diese ›Stressantagonisierung‹ wirkt wiederum gut auf das Immunsystem und kann im Extremfall sogar

---

[22] Vgl. hierzu auch Bachmann et al. (2002).
[23] Vgl. Römmler (Hrsg.) (2014:22).
[24] Ebd.
[25] Vgl. Schmitt-Homm / Homm (2014:283) und wiederum Labrie et al. (1998).
[26] Ebd.

den Verlauf von Infektionen und anderen Erkrankungen sehr positiv beeinflussen.[27]

Das alles sind wichtige Gründe für mich, warum ich in meinen Behandlungen grundsätzlich den DHEA-Spiegel mit untersuche und bei Bedarf auf eine Substitutions-Behandlung mit diesem weiteren ›Tausendsassa‹ setze.

Eine interessante Alternative: 7-Keto-DHEA

Die neuere Forschung zum Thema DHEA zeigt die Alternative auf, statt reinem DHEA den Wirkstoff 7-Keto-DHEA zu geben. Dies ist ein Vorläufer-Steroid-Hormon zum DHEA, das ebenfalls über das Pregnenolon aus Cholesterin synthetisiert wird. Der große Vorteil des 7-Keto-DHEA ist es, dass es nicht (wie das DHEA, s.o.) in die potenziell problematischen Sexualhormone Östrogen und Testosteron ›umgebaut‹ werden kann. Dabei scheint es so zu sein, dass es trotzdem über eine ganze Palette der positiven Wirkungen verfügt, also etwa:

- den Schlaf und eine stabile Stimmungslage fördert sowie das episodische Gedächtnis stärkt (neurologische Wirkung bzw. Wirkung auf das Gehirn),
- darüber hinaus das ›schlechte‹ Cholesterin LDL und den Blutdruck senkt (kardiovaskuläre Benefits),
- eine verminderte Insulinresistenz[28] bewirkt bzw. einen positiven Einfluss auf den Krankheitsverlauf bei Diabetes Typ II hat,
- die Immunabwehr durch die Aktivierung des anti-oxidativ wirkenden Enzyms Katalse in der Leber stärkt und generell vor viralen Infekten wie Herpes, Eppstein-Barr oder auch bakteriellen Infektionen schützt sowie den Krankheitsverlauf bei HIV-Infektion positiv beeinflusst und
- bei Krebs den Zelltod (Apoptose) der karzinogenen Zellen fördert und somit die Prognose verbessert.[29]

Auch wird unter der Gabe von 7-Keto-DHEA über eine verbesserte allgemeine Stressresistenz, mehr Muskelkraft und eine höhere Vitalität und Leistungsfähigkeit berichtet.

---

[27] Ebd.
[28] Mehr zum Thema Insulinresistenz in Kapitel zwei.
[29] Vgl. Schulte-Uebbing (2010).

Und zum Schluss des kleinen Exkurses noch ein Wort zum Thema ›Schnittstellen‹ im Hormonsystem: Inzwischen habe ich aufgehört, mich darüber zu wundern, dass ich in den allermeisten Fällen, und das gilt vor allem für meine Patientinnen, bei den Untersuchungen zu niedrige DHEA-Werte vorfinde, mindestens aber Werte im sehr niedrigen Normbereich. Wenn wir uns die Frage stellen, warum das so ist, begeben wir uns damit in eine der in der Einführung angerissenen ›Schnittmengen‹ zwischen den einzelnen Bereichen unseres komplexen Hormonsystems, denn nur eine gesunde (und nicht erschöpfte) Nebenniere kann in ihrer Rinde überhaupt ausreichend DHEA produzieren. Aber genau hier liegt das Problem, denn Stress, ausgelöst durch unsere moderne Lebensweise, die von ständiger Erreichbarkeit, Multitasking, fehlenden Ruhe- und Mußephasen und schlechten, mindestens aber nachlässigen, Ernährungsgewohnheiten geprägt ist, raubt den Nebennieren ihre Kraft. Doch dazu mehr in Kapitel drei ...

DIAGNOSTIK: SPEICHEL- ODER BLUTTEST? WAS ICH WARUM EINSETZE

Sie haben es oben sicher schon aus den drei ersten Patientengeschichten herausgelesen: In meiner Praxis arbeite ich grundsätzlich mit Speichel- und mit Bluttests, um ein aussagekräftiges Bild der Hormonlage der einzelnen Patienten zu bekommen. Einseitige ›Kreuzzüge‹, die sich immer wieder in den Medien oder in der Literatur finden, und die eine der beiden Formen der Diagnostik in Bausch und Bogen verdammen, gehen in meinen Augen am Patientenwohl vorbei. Beide Verfahren haben nämlich Vor- und Nachteile, und dies sowohl aus Sicht der Patienten als auch aus Sicht des Arztes. Das fängt schon bei der Entnahmeprozedur an: Während ein Bluttest einen Besuch in der Praxis und den üblichen, manchmal unangenehmen Einstich erfordert, lässt sich der Speichel schmerzlos und ganz entspannt zu Hause sammeln.[30] Wohl aber ist dabei wiederum eine gewisse Extra-Selbstdisziplin der Patienten gefragt, weil sie am Tag vor der Probe keine tierischen Produkte und keinen Alkohol zu sich nehmen und die Proben nüchtern entnehmen sollten sowie den Speichel zu bestimmten Uhrzeiten sammeln müssen.

---

[30] Vgl. dazu Törnhage (2009).

Dann sollte man als Arzt wissen, womit man es bei den Ergebnissen zu tun hat. Der Speicheltest bringt, wenn er richtig durchgeführt wird, im Bereich der Stress- und Nebennierenhormone Ergebnisse, deren Verlässlichkeit sich inzwischen nach mehr als zwanzig Jahren Testpraxis bestätigt hat und auch in Studien zur Anwendung kommt. Aber es gibt auch wie im Bereich der Geschlechtshormone, Diskussion um die Aussagekraft der Speicheltests, sodass sich viele allein auf einen Bluttest verlassen.

Tatsächlich zeigen beide Tests nie dieselben Werte, was aber nicht bedeutet, dass der eine falsch ist und der andere richtig. Vielmehr misst der Speicheltest immer die Konzentration der freien Hormone, also die Menge der Hormone, die im Moment bioaktiv ist und nicht an ein Transporteiweiß und Trägermolekül gebunden ›auf Vorrat‹ durchs Blut gondelt, um im Bedarfsfall aktiviert oder im anderen Fall ausgeschieden zu werden. Das liegt daran, dass die gebundenen Hormone zu groß sind, um vom Blut in Richtung Speichel zu wandern und nur die freien Hormone die vorhandene Schranke passieren können. Wenn man also Wert auf eine umfassende Betrachtung legt, macht es Sinn, sowohl die Konzentration der gerade aktiven Geschlechtshormone (im Speichel) als auch die Menge der absolut vorhandenen Geschlechtshormone (im Blut) zu messen. Letztere ist dann besonders interessant, wenn man sie in Beziehung setzt zu den ebenfalls im Blut zu messenden Steuerungshormonen FSH und LH. Denn so ergibt sich ein aussagekräftiges Gesamtbild dazu, ob die Steuerungshormone in den Keimdrüsen noch die gewünschte produktive Wirkung erzielen oder ob Wechseljahre oder Andropause schon begonnen haben.

Früher war es noch so, dass sich im Bluttest die Hormone ein wenig genauer bestimmen ließen als im Speichel. So wurde dann mit dem Speicheltest etwa nur ›das Gesamtöstrogen‹ gemessen, statt die Konzentrationen der einzelnen Östrogene. Das konnte, je nach Konzentration dieser einzelnen Östrogene, zu falschen Diagnosen in Richtung Östrogenmangel oder -dominanz führen, weil die ›normalen‹ Schwellenwerte der einzelnen Östrogene sehr unterschiedlich hoch sind und die reine Bewertung der ›Östrogensumme‹ nicht aussagekräftig genug ist. Heute aber ist das anders (und wird auch anders betrachtet), denn weil das ›aktive‹ Hormon im Speichel ohne Trägermolekül vorliegt, wird das Ergebnis nun für genauer erachtet. Inzwischen liefern die Speicheltest die Konzentrationen von DHEA, Testosteron, Progesteron, Östriol und 17ß-Östradiol schon recht differenziert.

Einer der bekannteren Autoren zum Thema bioidentische Hormone (Wright, 2014:302) weist aber richtig darauf hin, dass einfache Speicheltests 'das weite Spektrum prokanzerogener und antikanzerogener Östrogen- und Testosteronmetaboliten[31] nicht widerspiegeln und empfiehlt hier Urinanalysen'. Und die Werte des ‹Basishormons› Pregnenolon und der Steuerungshormone FSH und LH lassen sich sowieso nur durch eine Blutuntersuchung zuverlässig messen.

Der Speicheltest ergibt wie die Blutuntersuchung den realen Hormonwert im Körper zum Zeitpunkt der Abgabezeit. Daraus ergibt sich ein weiteres ›Pro‹ für den Speicheltest, denn genau weil die Speichelabgabe zuhause in ein Röhrchen wesentlich einfacher und weniger aufwändig als eine Blutentnahme ist, lassen sich mit der Speicheldiagnostik auch aussagekräftige Tagesprofile erstellen, in denen die Hormonwerte mit all ihren Schwankungen an mehreren Zeitpunkten des Tages festgestellt werden können. Das ist besonders wichtig, weil bestimmte Hormone ›pulsartig‹ in drei oder mehreren ›Schwüngen‹ freigesetzt werden, die sich dann ggf. alle gesondert erfassen lassen.

Allerdings gibt es einen Fall, in dem ich den Speicheltest **nie** einsetze, und zwar dann, wenn Patienten über längere Zeit mit Hormonen behandelt wurden. Nach transdermaler Gabe nämlich reichert sich das Progesteron im Speichel extrem an und der Test liefert kein verlässliches Bild der aktuellen Hormonlage mehr, sondern ein stark verzerrtes. Statt der üblichen 50-400 (hier in pg/ml) werden für das Progesteron dann manchmal Werte von bis zu 10.000 gemessen. Da dieser Zusammenhang nicht sehr bekannt ist, kommt es öfter vor, dass eine solche Fehlinterpretation des im Speichel gewonnenen Progesteronwertes in der Folge dann zu falschen Diagnosen und zu falschen Behandlungsschritten führt, weil die behandelnden Ärzte dann von einer Überdosierung ausgehen. Andere Autoren (vgl. etwa Wright, 2014:302) sehen eine Messung der Hormone über den Speichel unter einer Behandlung mit bioidentischen Hormonen generell kritisch; aus demselben Grunde, nämlich weil sich dann ›irrsinnig hohe‹ (ebd.) Hormonwerte ergeben, die ›fälschlicherweise eine Überdosierung‹ vermuten lassen. Hier ist die Messung des Wertes über das Blut also obligatorisch.[32]

---

[31] Metaboliten = Stoffwechselprodukte.

[32] Vgl. dazu auch die Studie von Du et al. (2013), welche die besonders hohe Absorptionsrate von Progesteron über die Haut und die daraus resultierenden hohen Spiegel im Speichel untersucht.

DIE UNTERSCHÄTZTE GEFAHR: RISIKEN UND NEBENWIRKUNGEN DER KONVENTIONELLEN HORMONERSATZTHERAPIE (HET)

Auf eine umfassende Diagnostik folgt auch in der Ganzheitsmedizin selbstverständlich die Behandlung. In den Patientenfällen oben haben wir schon gesehen, dass vor allem rund um die Menopause Ungleichgewichte in der sensiblen Austarierung der Hormonbalance entstehen können, die sich oft als Östrogendominanz und (seltener) als Östrogenmangel äußern. Solche Ungleichgewichte verlangen nach einer Behandlung und Substitution mit Hormonen in die eine oder die andere Richtung: Ob mit Östrogenen oder mit Progesteron und in welcher Form oder Dosierung, hängt immer und ausschließlich von der ganz individuellen Situation des Patienten ab. Eine solche Substitution verschreibt in der Regel auch der Gynäkologe bei entsprechenden Beschwerden, jedoch ist am medizinischen Vorgehen mit einer ›konventionellen Hormonersatztherapie‹ überhaupt nichts Ganzheitliches. Auffällig am als ›normal‹ betrachteten Vorgehen sind nämlich aus meiner Sicht vor allem drei Dinge:

1. Es wird häufig nicht links und rechts des Weges geschaut, d.h. es wird, (wenn überhaupt) nur ein Hormonbluttest gemacht. Keine Speicheldiagnostik, keine Bestimmung des DHEA-Wertes, kein Vitaminstatus und keine Bestimmung der Neurotransmitter. Von einer Kontrolle der Werte während der Hormonersatztherapie ganz zu schweigen …

2. Eine Behandlung mit ›echtem‹, also bioidentischem, Progesteron findet nur selten statt. Die extreme Nützlichkeit dieses Hormons steht oft nicht auf der Agenda. Allerdings werden sie interessanterweise in Deutschland und Österreich von Gynäkologen wesentlich häufiger verordnet als in der Schweiz.

3. Die anschließende Therapie bedient sich künstlicher Hormone, die im Labor ›zusammengebaut‹ wurden, und die (viel wichtiger) nicht genau die molekulare Struktur unserer körpereigenen Hormone aufweisen.

Und da schlummert einiges an Gefahr: Denn diese ›normalen‹ Hormonersatzpräparate, die im Handel sind und meistens verschrieben werden, sind nur genau das: ein schlechter Ersatz für unsere eigenen Hormone. Man muss sich vor Augen halten: Es sind gar keine Hormone im eigentlichen Sinne, sondern es sind Medikamente, die in Teilen wie unsere körpereigenen Hormone wirken, aber in der Regel eine Reihe von unerwünschten Nebenwirkungen haben. Das kommt eben daher, weil sie nicht die exakte biochemische Struktur aufweisen wie unsere natürlichen Hormone und so nicht der hundertprozentig richtige ›Schlüssel‹ für die entsprechenden ›Rezeptorenschlösser‹ in den Zielzellen sind. In ihrer Wirkung schießen sie so oft am Ziel vorbei (oder über das Ziel hinaus) und stören das durch die Wechseljahre im Umbruch befindliche, schon aus dem Gleichgewicht geratene sensible System eher noch weiter, anstatt es zurück ins Gleichgewicht zu bringen.

Patent vor Patientennutzen

Doch warum werden solche ›Hormonmedikamente mit Nebenwirkungen‹ und keine exakt nachgebauten Hormone mit der natürlichen Molekularstruktur verwendet? Die Antwort darauf ist, dass die Pharmaindustrie nur wenige Medikamente herstellt, die genau passend sind und damit frei von Nebenwirkungen wären. Und das ist nicht etwa so, weil es unmöglich oder außergewöhnlich schwierig ist, unsere körpereigenen Hormone exakt nachzubauen. Der Punkt ist vielmehr, dass es nicht so profitabel ist: Die Pharmariesen bekommen die wirtschaftlich interessanten Patente nur auf Erfindungen oder spezielle Entwicklungen und nicht auf Stoffe, die in der Natur sowieso ›frei‹ vorkommen. Ein Medikament, das patentiert werden kann, Markenschutz erhält und so einen Gewinn verspricht, muss also eine solche künstliche ›Entwicklung‹ und darf kein natürlicher Stoff sein.

So kommt es dazu, dass die ›Ersatzöstrogene‹ und das ›Ersatzprogesteron‹ (das dann als ›Gestagen‹ bezeichnet wird) in den Hormonersatzpräparaten eben wegen dieser Veränderungen in der molekularen Struktur vom Körper nicht eins zu eins so wie unsere natürlichen Hormone verarbeitet werden können. Bei einer solchen, oft auch noch unreflektiert ausgeführten Substitution (die manchmal sogar ohne einen Hormonstatus, gleich welcher Art, erhoben zu haben, durchgeführt wird) von Patientinnen in den Wechseljahren mit künstlichen Östrogenpräparaten werden dem Körper also fremde Stoffe zugeführt. Das führt einerseits dazu, dass oftmals die gewünschten Wirkungen, also die Regulierung der Wechseljahrbeschwerden (wie in den ersten drei Patientengeschichten beschrieben) ausbleiben. Andererseits, und das ist noch schwerwiegender, ist die Einnahme der Hormonersatzpräparate häufig einfach gefährlich.

UNTERSCHIED STRUKTURFORMEL KÜNSTLICHES VS. NATÜRLICHES PROGESTERON UND ÖSTROGEN

Desogestrel

Levonorgestrel ($C_{21}H_{28}O_2$)
(Progesteronersatz – Pille, Minipille und
Hormonspirale)

Medroxyprogesteronacetat
(Progesteronersatz – Hormontherapie)

Natürliches Progesteron

Ethinylestradiol

Estradiol = natürliches Östrogen

Risiken und Nebenwirkungen

Der amerikanische Arzt Dr. John Lee hat sein Leben der Erforschung der Risiken gewidmet, die mit der Gabe bzw. Einnahme von Hormonersatzpräparaten verbunden sind. Studien, die er zitiert, weisen nach, dass die unbalancierte Gabe von künstlichen Östrogenmedikamenten (z.B. Ethinylestradiol) Brustkrebs verursachen kann (bzw. das Risiko, daran zu erkranken, gegenüber Patientinnen, die solche Medikamente nicht nehmen, erhöht).[33] Zusätzlich steigern diese Östrogenmedikamente das Risiko für Schlaganfälle und Gallensteine signifikant, ohne das in der Pharma-Werbung gegebene Versprechen, gleichzeitig das Risiko für Herz- und Kreislauferkrankungen zu senken, einlösen zu können. Die große Studie der WHI (Womens Health Intiative) mit 40.000 Teilnehmerinnen aus dem Jahre 2002 bestätigte diese Daten und die Ergebnisse gingen wie ein Aufschrei nicht nur durch die USA, sondern lösten in der ganzen Welt ein großes Echo aus. Die durch diese Studienergebnisse ausgelösten ›Wellen‹ haben heutzutage noch immer Auswirkungen; man ist mit den Langzeit-Auswertungen weiterhin zugange und die Ergebnisse weisen immer eindeutiger in die beschriebene Richtung, z.B. dass die Gabe von bioidentischem Östrogen, gefäßprotektiv und bei Demenz, sowie Osteoporose positiv bzw. präventiv wirkt.

In besonderem Maße gefährlich scheinen die künstlichen Östrogene (also etwa Etinylestradiol oder Estradiolvalerat) auch in der Zusammenwirkung mir Alkohol zu sein: Alkohol nimmt nämlich Einfluss auf eine bestimmte Wirkung der Östrogene in der Zelle (›Estrogen Switching Effect‹) und es gibt Anzeichen dafür, dass Brustkrebsfälle unter künstlicher Östrogengabe zusammen mit regelmäßigem Alkoholkonsum auf diesen Effekt zurückgeführt werden können.[34] Außerdem scheint Alkohol ab einer bestimmten Dosis (etwa 30 g täglich; das sind grob zwei alkoholische Getränke) generell den Östrogenwert zu erhöhen und vergrößert somit das Risiko, ihn über die für Brustkrebs relevante Schwelle hinaus anzuheben.[35]

Dr. Lee bezieht sich weiterhin bei HET auf ein sehr stark erhöhtes Risiko für Eierstockkrebs (vor allem bei Frauen, denen bereits die Gebärmutter entfernt wurde) und weist nochmals darauf hin, dass alle Nutzenversprechen, sei es bei besagten Herz- und Kreislauferkrankungen, aber auch bei Osteoporose oder Alzheimer, falsch sind. Fragen Sie sich also: Warum sollten Sie bei so einer Schräglage in der Gefahren-Nutzen-Relation auf künstliche Hormone zurückgreifen?

---

[33] Vgl. z.B. Zumoff (1998).
[34] Vgl. Schmitt-Homm / Homm (2014:211).
[35] Vgl. Wright / Lenard (2014:229) sowie Dorgan et al. (2001).

DAS PFERD VERKEHRT HERUM AUFGEZÄUMT: DER SKANDAL UM DIE EQUINEN KONJUGIERTEN HORMONE

Als der Pharmaindustrie klar wurde, welch großes geschäftliches Potenzial in der Behandlung von Wechseljahrbeschwerden von Frauen schlummerte, begann das große Rennen um die Entwicklung entsprechender Präparate. Die ersten Versuche waren teuer und zäh und die Ergebnisse nicht zufriedenstellend, weil mit viel zu viel Nebenwirkungen behaftet. Schließlich hatte der Pharmariese Wyeth hier schnell und für längere Zeit die Nase vorn, weil er einen ungewöhnlichen Weg einschlug: Statt auf die komplizierte Entwicklung künstlichen Hormonersatzes für Östron und Östradiol zu setzen (das ›sanfte‹ Östriol hielt man grundsätzlich für zu wenig wirksam und ließ es links liegen), brachte er ein Präparat mit ›natürlichen‹ Östrogenen aus Pferdeurin auf den Markt.[36] Das wurde aus dem Harn trächtiger Stuten gewonnen und war zwar auch nicht patentierbar, weil die Wirkstoffe eben frei ›in der Natur‹ vorkamen, aber Wyeth sicherte sich die Rechte auf das Gewinnungsverfahren und somit das faktische Produktions-Monopol. Und schon hier schlummert der erste Skandal, denn um den Pferdeurin so effektiv wie möglich und in so großer Menge wie möglich von den Tieren ›abzuzapfen‹, pfercht man trächtige Stuten unter unsäglichen Bedingungen (vergleichbar denen von Hennen in einer Legebatterie) in engen Verschlägen zusammen.[37]

Und wenn das noch kein ausreichender Grund ist, die Finger von diesen ›natürlichen‹ Hormonen zu lassen, dann sollte es die Unwirksamkeit bzw. die Gefahr sein, die von diesen Pferdehormonen für den Menschen ausgeht. Ein Blick auf die hormonelle Zusammensetzung eines Hormonpräparates aus Pferdeharn ist der zweite Skandal und wirft Licht darauf, dass es bei Menschen unmöglich in der gewünschten Weise wirken und dabei frei von gefährlichen Nebeneffekten sein kann: Das sanfte und die Schleimhäute befeuchtende und entspannende Östriol ist in den entsprechenden Präparaten gar nicht enthalten, und das in einem gesunden menschlichen Hormongleichgewicht mit ca. zehn Prozent vorhandene Östradiol nur in einer verschwindend geringen Menge. Dafür liegt das

---

[36] Vgl. Schmitt-Homm/Homm (2014:213).
[37] Vgl. z. B. Scheuernstuhl/Hild (2016:57) und https://provieh.de/stutenurin/infoblatt, letzter Zugriff am 3.2.2018.

unter Umständen gefährliche Östron, das, etwa wegen eines erhöhten Brust-krebsrisikos, immer von den anderen beiden Östrogenen in Schach gehalten werden muss, in sehr großer Menge vor und den Rest der wirksamen Stoffe machen das Pferde-spezifisch wirksame Equilin sowie weitere Tierhormone aus.[38] Die mögen für Pferde gesund und wichtig sein, aber für Frauen sind sie es sicher nicht![39]

In meiner Praxis arbeite ich aus genau diesen ganzen Gründen ausschließlich mit ›bioidentischen‹ oder ›echten natürlichen‹ Hormonen, die in ihrer bioche-mischen Struktur komplett identisch sind mit den Hormonen, wie sie unser Körper selbst herstellt.

IM LABOR NACHGEBAUT UND DOCH GANZ NATÜRLICH: BIOIDENTISCHE HORMONE

Hier möchte ich zunächst ein weit verbreitetes Missverständnis aus dem Weg räumen: Es handelt sich nämlich bei diesen ›echten natürlichen‹ oder ›bioiden-tischen‹ Hormonen keinesfalls um Stoffe, die einfach so ›in der Natur‹ frei vor-kommen und nur in eine Salben- oder Tablettenform gebracht werden müssen, damit sie verabreicht werden können. Bioidentische Hormone werden im Labor hergestellt, genau wie ihre unglückseligen Verwandten, die Medikamente mit hormoneller Wirkung für die konventionelle Hormonersatztherapie (HET). Der entscheidende Unterschied aber ist: Die molekulare Struktur der bioiden-tischen Hormone gleicht völlig der Struktur der Hormone, wie sie in unserem Körper vorkommen – sie ist tatsächlich ›identisch‹ und eben nicht zu Patentie-rungszwecken verändert. Und da wir hier nun genau den ›Schlüssel‹ haben, der in die ›Rezeptorenschlösser‹ unserer Zellen passt, treten bei der Anwendung der bioidentischen Hormone auch kaum Nebenwirkungen auf, da die Weiterver-stoffwechslung erfolgt wie bei körpereigenen Botenstoffen.

---

[38] Vgl. http://www.pharmawiki.ch/wiki/index.php?wiki=konjugierte%20%C3%96strogene, letzter Zugriff am 3.2.2018: »Die zwei Hauptkomponenten sind Natriumestronsulfat und Natriumequilinsulfat.« sowie zum Brustkrebsrisiko vgl. Wright/Lenard (2014:229).

[39] Siehe wiederum Scheuernstuhl/Hild (2016:57).

Nein, ganz so einfach ist es dann doch nicht, denn was ganz wichtig ist: Die Dosis muss stimmen! Unangebrachte oder in zu hoher oder zu niedriger Dosierung verabreichte bioidentische Hormone bringen das Hormonsystem durcheinander und verursachen so unerwünschte Symptome. Hier sind die sorgfältige Diagnostik im Vorfeld und viel ärztliches Wissen gefragt, damit jeder Patient so behandelt wird, wie er es ganz individuell braucht. Die Ausgangswerte der einzelnen Hormone sind entscheidend und das Verhältnis der verschiedenen Ausgangswerte der einzelnen Hormone zueinander ist ebenfalls ein wichtiger Faktor.

Der Ausgangsstoff, aus dem alle bioidentischen Hormone synthetisiert werden könne, ist allerdings tatsächlich ein natürlicher: Es handelt sich um das Diosgenin, das meist aus der wilden Yamswurzel gewonnen wird, und das in seiner biochemischen Struktur den Geschlechtshormonen des Menschen stark ähnelt. Aber wie gesagt: Ohne den Eingriff im Labor wäre dieser natürliche Stoff auch nicht ›bioidentisch‹ und würde nicht hundertprozentig die Wirkung unserer Geschlechtshormone entfalten.

Cremen, schlucken oder einführen?

Darüber, wie die bioidentischen Hormone am besten und am wirksamsten verabreicht werden können, wird viel diskutiert. Auch da ist wieder der individuelle Blick darauf gefragt, von was wie viel in welcher Frequenz vom Patienten benötigt wird. Cremes und Salben für die Haut oder zur Anwendung auf der Schleimhaut (etwa über die Vagina) sorgen z. B, dafür, dass ein ziemlich gleichmäßiger Hormonspiegel garantiert ist. Dafür lassen sich höhere Dosierungen viel besser oral verabreichen und sind nicht so praktisch über die Haut zu geben. Auch hier ist wieder der Blick auf den ganzen Menschen unerlässlich: Wie viel Hormone und welche Hormone braucht der Patient? Und welche Symptome hat sie (oder er), die mit der Gabe kontrolliert werden sollen? Bioidentische Hormone sind hoch wirksame und gut verträgliche Substanzen, aber auch sie müssen mit viel Fachwissen und Fingerspitzengefühl eingesetzt werden.

HORMONUNGLEICHGEWICHT VOR DEN WECHSELJAHREN: WAS HILFT BEI PMS UND DYSMENORRHOE?

Nach diesem Ausflug in die Welt der Hormon- und Hormonersatzpräparate nun zurück zu Ihnen, den Patientinnen und Patienten: Dass nicht nur Frauen in die Wechseljahre kommen, sondern auch Männer, ist ein Fakt, der schon seit Jahren immer besser erforscht wird und zunehmend auch mehr in das Bewusstsein der Öffentlichkeit rückt. Mit dieser sogenannten ›Andropause‹ werde ich mich zum Schluss dieses ersten Kapitels noch ausführlicher beschäftigen. Zuerst aber möchte ich nun noch auf zwei Formen von Hormonungleichgewicht bei den Frauen eingehen, die schon vor den Wechseljahren, ja eigentlich schon ab der ersten Regel (Menarche), auftreten können. Es sind dies das Prämenstruelle Syndrom (PMS) mit den Symptomen depressive Verstimmung, Reizbarkeit, Gewichtszunahme und Brustspannen (um nur die wichtigsten zu nennen) sowie eine schmerzhafte Regelblutung (Dysmenorrhoe), die viele als selbstverständlich betrachten.

Da sehr viele Frauen von einem der beiden Zustände oder sogar von beiden betroffen sind, gibt es Literatur en Masse dazu. Doch mit der Ursachenforschung (und schlimmer noch: mit der erfolgreichen Behandlung) hapert es mehr als nur ein bisschen: Gerade bei Frauen, die von Anfang an eines der oder beide Probleme vor oder während ihrer Mens hatten, werden die Beschwerden oft als ›primär‹ bezeichnet und danach abgetan. ›Primär‹ bedeutet hier, dass die Beschwerden von Anfang an da waren und nicht durch körperliche Veränderungen im Laufe der Jahre erst ›dazu gekommen‹ sind. ›Bei Ihnen ist das halt so‹, hören diese Patientinnen dann oft beim Gynäkologen, der dann häufig auch schnell noch einfach die Pille verschreibt, auch wenn keine Verhütungswunsch oder -bedarf besteht. Im Gegensatz dazu werden die Beschwerden bei einer Frau, bei der etwa mit Anfang vierzig Myome diagnostiziert wurden und die dadurch erst die Regelschmerzen bekommt, als ›sekundäre‹ Dysmenorrhoe bezeichnet.

Tatsächlich können die Ursachen sowohl von PMS als auch von Regelschmerzen äußerst unterschiedlich sein – dem entsprechend ist eine Abklärung bei

Gynäkologen, besonders bei neu auftretenden Beschwerden, angezeigt. Geht Frau danach aber mit leeren Händen, also ohne Diagnose und Perspektive, bzw. mit leeren Versprechungen (›Das ändert sich, sobald sie ihr erstes Kind geboren haben‹) nach Hause, bietet die Ganzheitsmedizin viel versprechende Ansätze, sowohl das PMS als auch Regelschmerzen erfolgreich zu behandeln. Neben der Gabe von bioidentischen Hormonen nach Hormonstatus je nach individuellem Bedarf sind sowohl die Substitution mit Vitalstoffen und Vitaminen als auch vor allem die TCM (Traditionelle Chinesische Medizin) starke Hebel, um die quälenden Beschwerden zu lindern bzw. verschwinden zu lassen. So auch bei meiner Patientin Rebecca N. :

EINE SECHSTE PATIENTENGESCHICHTE

Rebecca N.: ›Ich empfinde mich einmal im Monat regelmäßig als komplett unzurechnungsfähig‹

›Ich weiß mir einfach keinen Rat mehr‹, begann Rebecca N., eine sympathische Mittdreißigerin, ihren Bericht in meinem Sprechzimmer. ›An den Tagen vor meiner Periode bin ich nicht mehr ich selbst und mutiere zum absoluten Hausdrachen. Dabei finde ich mich selbst blöd, kann aber nicht dagegen ankämpfen. Alles und alle nerven mich. Vor allem mit meinem Mann habe ich dann regelmäßig großen Streit und wir lassen uns jeden Monat aufs Neue beinahe scheiden. Die Kinder schleichen während dieser Phase nur auf Strümpfen durchs Haus, weil sie meine Ausbrüche von Gereiztheit fürchten und ich habe ein schlechtes Gewissen, weil ich mich selbst eine Zumutung finde. Ich bin weinerlich und aggressiv zugleich; einfach nur total unausgeglichen. Im Job bin ich in den letzten Monaten schon dazu übergegangen, wichtige Termine auf meinen Zyklus abzustimmen. Ich rechne also immer aus, wann das PMS wieder losgeht und meide dann alles, was Stress bedeuten könnte. Aber auch das ist wieder Stress, weil sich nicht immer alles so einfach regeln lässt, und ich komme mir dabei ein bisschen lächerlich vor.‹

Ich ließ die Patientin nach diesem Bericht kurz zu Atem kommen und stellte dann ein paar vertiefende Fragen, die sie mir zügig beantwortete: Ja, sie nahm vor jeder Periode an Gewicht zu, und zwar bis zu vier (!) Kilo. In den letzten drei Tagen vor Beginn der Mens litt sie unter Durchfall sowie Heißhunger-

attacken und an den ersten beiden Tagen der Mens unter starken Schmerzen, für die sie Schmerzmittel einnahm, die aber nur begrenzt wirksam waren. Ihre Blutung war sehr stark und ihr Eisenwert regelmäßig im Keller. Konventionell hatte sie es mit der ›Pille‹ versucht, vertrug sie aber sehr schlecht. Auch Mönchspfefferpräparate brachten ihr keine Linderung.

Ich setzte bei dieser Patientin vor allem auf die Traditionelle Chinesische Medizin und wir begannen die Behandlung mit einer Akupunkturreihe. Nach einer initialen Zungen- und Pulsdiagnostik hatte ich den Eindruck eines stark gestauten und stagnierenden ›Leber-Qis‹. Als Kräuterrezeptur gab ich Rebecca N. ›Jia wei xiao yao san‹ (das sogenannte ›erweiterte Pulver der heiteren Gelassenheit‹), weil wir so den Qi-Fluss wieder in Gang bringen konnten. Parallel dazu stiegen wir mit einer Hormonbehandlung mit bioidentischem Progesteron sowie mit einer unterstützenden Vitamin B6-Supplementierung ein.

Alle Symptome des PMS besserten sich nun nach nur etwa drei Zyklen rasch; auch sehr zur Freude des Ehemanns von Rebecca N. Nach dem dritten Zyklus dann gingen auch die Schmerzen während der Mens deutlich zurück und die Patientin konnte vor und während der Periode wieder Yoga oder leichten Sport machen, was ihr die Schmerzen noch weiter deutlich erleichterte.

EXKURS: DIE TRADITIONELLE CHINESISCHE MEDIZIN (TCM) UND DER HORMONHAUSHALT

Die Traditionelle Chinesische Medizin ist eine Jahrtausende alte Behandlungsmethode und ein in sich schon auf den ganzen Menschen ausgerichtetes Heilungskonzept, das auf den drei Säulen[40] Akupunktur, Kräuterheilkunde und Diätetik (Art der Ernährung) beruht. Die Grundphilosophie der TCM ist ganz einfach: Der Mensch an sich ist gesund, aber er kann durch den Einfluss äußerer oder innerer Faktoren erkranken, die sein fein abgestimmtes System, das aus vielen, vielen Regelkreisen besteht, ins Ungleichgewicht bringen können.

---

[40] Manche sprechen auch von fünf Säulen und beziehen dann noch Tuina (Massage) und Qi Gong (meditative Bewegung) mit ein.

Aufgabe des Arztes in der TCM ist es, dafür zu sorgen, dass sein Patient im Gleichgewicht und damit gesund bleibt.

Diese Grundhaltung führte in China, historisch betrachtet, zu einem komplett anderen Verständnis von Medizin als wir es hier in unserer westlichen Welt kennen. Ein Arzt war in dieser Rolle ständiger Begleiter seines Patienten, beobachtete ihn und ergriff Maßnahmen, die ihn gesund erhalten – dafür wurde er dann mit einem Honorar belohnt. Erkrankte jedoch der Patient, so hatte der Arzt seine Arbeit nicht gut genug erledigt und bekam dem entsprechend auch kein Honorar mehr. Was für uns wie eine verkehrte Welt klingt, lässt in Wirklichkeit eine sehr vernünftige Grundeinstellung erkennen, nämlich die, dass man seinen Körper immer hegen und pflegen sollte (und nicht erst dann, wenn er schon krank ist), weil er das Gefäß ist, in dem wir durch dieses Leben wandeln.

Zum besseren Verständnis will ich nun ein paar Worte zum Grundgerüst der TCM[41], die Behandlungen betreffend, sagen. Dieses Gerüst beruht auf drei Konzepten und auf insgesamt vier ›Substanzen des Lebens‹. Das erste wichtige Konzept ist das von **Yin und Yang**. Um das Konzept richtig zu verstehen, müssen wir Abstand nehmen von unserer westlichen Denkweise, die sich sehr stark an unvereinbaren Begriffspaaren ausrichtet (Tag-Nacht, Ebbe-Flut, etc.). Die Idee hinter Yin und Yang ist vielmehr, dass sich die Gegensätze gegenseitig bedingen und ohne einander nicht existieren können und würden. Dabei gehen sie ineinander über sowie ernähren und verbrauchen sich gegenseitig. Grundsätzlich gilt: In der TCM geht es immer um den Ausgleich von Ungleichgewichten und darum, ein einseitiges Übergewicht oder das einseitige Vorherrschen eines Zustandes zu verhindern. Im Körper werden nun verschiedene Zustände den beiden Entitäten zugeordnet, also etwa Yin=Kälte und Yang=Hitze. Natürlich ist dann also ein ausgeglichenes Gleichgewicht zwischen den beiden Polen ein erstrebenswerter Zustand.

Das zweite Konzept ist das der **fünf Wandlungsphasen**. Diese heißen Holz, Feuer, Erde, Metall und Wasser. Jeder dieser Wandlungsphasen sind in der TCM

---

[41] Hierbei beziehe ich mich stark auf http://www.tcm-wetzel.de/tcm-ebook.html (letzter Zugriff am 11.2.2018) sowie auf Maciocia (1994) und Englert (2003).

›Organe‹ unseres Körpers zugeordnet; sie sind jedoch nicht mit den wirklichen Organen identisch, sondern es handelt sich hier um ein reines 2000 Jahre altes Gedankenkonstrukt, das eine Zuordnung ermöglichen soll. Das liegt daran, dass die TCM keinen statischen Blick, auch nicht auf unsere ›Organe‹, pflegt. Vielmehr ist immer alles in Bewegung und steht in aktiver Beziehung zueinander. So stehen auch die fünf Phasen in Bezug zu Yin und Yang: Holz und Feuer gehören eher zum Yang, die Erde steht für eine Art Übergang oder ein Ineinandergreifen zwischen Yang und Yin, und Metall und Wasser sind dem Yin zugeordnet. Weiterhin steht jede Wandlungsphase noch für viel mehr Dinge im Leben, also etwa das Holz für Wachsen, Geburt, Kreativität und die Intuition. Im Körper sind die Gelenke und Bänder sowie die Organe Gallenblase und Leber dem Holz zugeordnet.

Das dritte Konzept ist das vom **Qi**. Es repräsentiert die Transition von Materie zu Energie und kann nach unserem Verständnis ungefähr mit ›Lebenskraft‹ übersetzt werden. Das Qi fließt durch unseren gesamten Körper und hält alle Systeme am Laufen. Neben diesem Qi gibt es noch die ›Essenz‹ – das ist das Qi, das wir von unseren Eltern ›geerbt‹ haben (etwa unsere ›Konstitution‹ im westlichen Sinne) und das Nahrungs-Qi, dass wir mit unserem Essen und Trinken aufnehmen. Qi kann im Körper im Mangel sein oder wir können ›stagnierendes‹ oder ›überschießendes‹ Qi haben; alles das führt in seiner Form zu einer bestimmten Art von Beschwerden.

Von den vier Substanzen des Lebens Blut, Essenz (s.o.), Geist und Säfte ist für uns in unserem Hormonkontext vor allem das Blut interessant. Es handelt ich hier nicht um das Blut, dass nach westlichem Verständnis in unseren Adern fließt, sondern um ein Art ›stoffliches Qi‹, dass alle Teile unseres Körpers nährt und versorgt. Dieses ›Blut‹ kann im Mangel sein oder sein Fluss kann stagnieren. Dann ist es die Aufgabe des Arztes, seine Stärkung in Gang zu setzen oder es in Bewegung zu bringen.

Doch nun vollends zurück zu unserem Hormonthema: Der weibliche Zyklus an sich ist ein Geschehen, das verschiedene Phasen durchläuft und damit auch in der TCM für ein Bewegungsmoment steht. In der ersten Hälfte des Zyklus steht ein nährender und aufbauender Effekt im Mittelpunkt, schließlich muss die Gebärmutterschleimhaut entwickelt werden, falls sich eine Eizelle einnisten wird. Starkes und nährendes Blut sowie ein ununterbrochener, nährender Qi-Fluss sind dafür die Voraussetzungen. In der zweiten Hälfte des Zyklus dagegen sollen die Dinge in Bewegung kommen, wenn sich keine Eizelle eingenistet hat. Dafür müssen Qi und Blut unbedingt auch in Bewegung sein und nicht in der Stagnation und auch nicht in der übermäßigen Fülle.

Aus Sicht der TCM sollte der weibliche Zyklus regelmäßig und beschwer-de- bzw. schmerzfrei sein; alles andere weist auf grundlegende Störungen des Qi-Flusses, eine Störung bei den Substanzen und/oder auf eine Störung in der Regulation zwischen Yin und Yang hin. Die Beschwerden von Rebecca N. etwa deuteten auf eine Mischung aus Qi-Stagnation und Blut-Stase (Stauung), die ich mithilfe der Akupunktur auf den entsprechenden Leitbahnen (Leber und Milz) in Bewegung bringen und auflösen konnte. Zusätzlich half die Kräuter-mischung, Blut und Säfte zu bewegen und das Wechselspiel zwischen Yin und Yang auszutarieren. Bei der Behandlung passten wir uns mit unseren Aktionen immer an den jeweiligen Punkt in ihrem Zyklus an, an dem sie sich gerade be-fand und agierten dem entsprechend leicht aufbauen oder stärker bewegend. So nahm die Patientin letztlich zwei verschiedene Kräutermischungen, die in ihrer Zusammensetzung ebenfalls auf Phasen ihres Zyklus abgestimmt waren.

Wichtig in der TCM ist immer, das Gesamtbild im Auge zu behalten, denn wenn man einen Funktionskreis bzw. eine Wandlungsphase behandelt, wird das wieder Auswirkungen, zumindest auf deren ›direkte Nachbarn‹, haben. Auch ist immer das Übermaß zu meiden: Große Hitze ist genauso schädlich wie große Kälte – nur anders. Deswegen wird der erfahrene TCM-Therapeut immer um Ausgleich bemüht sein, statt mit der Methode ›Holzhammer‹ an selektiven Stellschrauben zu drehen. Das Schöne an der TCM ist, dass man jeden Patienten dort abholen kann wo er im Moment steht, unabhängig von den Wechselwirkungen die gerade bestehen. Bereits bei Beginn meines TCM Studiums wurden wir von einem unserer Lehrer instruiert immer auf das Ganze und dessen Dynamik zu achten, was wir aus der Schulmedizin nicht gewohnt sind, wo man manchmal den Wald vor lauter Bäumen nicht mehr sieht.

WENN DIE HERREN DER SCHÖPFUNG ›SCHWACH WERDEN‹: DIE ANDROPAUSE

Die Ansicht, dass eine nachlassende Hormonproduktion mit fortschreitendem Alter eine reine Frauensache sei, verschwindet glücklicherweise mehr und mehr aus der Medizinwelt. In meiner Praxis zum Beispiel sind schon rund 15 Prozent der Patienten, die mit hormonell bedingten Beschwerden zu mir kommen, Männer – die Tendenz ist steigend. In gewisser Weise könnte man diese Männer auch als ›Trendsetter‹ bezeichnen, denn noch hat sich die Erkenntnis, dass auch Männer spätestens ab Mitte 50 mit Hormonmangelbeschwerden konfrontiert sein können, noch nicht allgemein durchgesetzt. Meist sind es tatsächlich die Frauen, die die Empfehlung geben, ›doch mal einen Hormonstatus machen zu lassen‹, wenn ihre Männer über nachlassende Lust, Schweißausbrüche, schwindende Morgenerektionen, sinkende Leistungsfähigkeit und vermehrten Fettansatz klagen.

Männer sind es nicht gewohnt wie Frauen, sich mit ihren Hormonen zu beschäftigen und sind in der Regel rein kulturell auch nicht für das Thema sensibilisiert. Das ist kein Versäumnis, sondern spiegelt die Fakten wieder, denn die Lage ist bei ihnen, grob gerechnet, nach der Pubertät oft fast mindestens 30–35 Jahre lang oder noch länger stabil. Das ist ein sehr langer Zeitraum und da kann es schon mal aus dem Bewusstsein verdrängt werden, dass auch das männliche Wohlbefinden ganz stark an eine gesunde und ausgewogene Hormonproduktion gekoppelt ist. Erschwerend kommt hinzu, dass Männer grundsätzlich sowieso weniger dazu neigen als Frauen, sich mit ihrem Körper, mit seinen Funktionen sowie mit Krankheit und Gesundheit auseinander zu setzen. Darum gehen sie auch weniger schnell und weniger häufig zum Arzt. ›Schwäche zeigen und Rat suchen‹ sind keine bevorzugt männlichen Verhaltensweisen. Wenn etwas nicht gut ›funktioniert‹, warten sie eher darauf, dass es von alleine wieder vorbei geht oder arbeiten an den Symptomen. ›Aushalten und weitermachen‹ ist eine Mentalität, die von Männern sehr stark gelebt wird und die sicherlich evolutionsgeschichtlich ihre Berechtigung hat. Das mag in Einzelfällen anders sein, ist aber meiner Erfahrung nach die vorherrschende Einstellung.

Das alles meine ich durchaus nicht böse oder kritisierend, aber auch die sogenannte ›Gender-Medizin‹, die sich mit den geschlechterspezifischen Aspekten im weiten Feld der Medizin beschäftigt, also etwa mit Schmerzerleben, Risikofaktoren, Reaktionen auf Medikamente etc., ist ein echtes Wachstumsfeld und differenziert in solchen Bereichen zunehmend zwischen den Geschlechtern, ihrer Wahrnehmung und ihrer Art, mit Beschwerden umzugehen.[42]

Ein schleichender Prozess

Speziell auf die Hormone bezogen gibt es bei Männern natürlich nicht diesen ganz drastischen Einschnitt wie bei Frauen, denn die männliche Fruchtbarkeit kann bis ins hohe Alter fortdauern und stoppt nicht in der Andropause. Aber auch bei Männern sinken die Spiegel der Hormone ca. ab einem Alter von 40 Jahren mit jedem Lebensjahr weiter ab. Typische Beschwerden, die ich häufig von meinen männlichen Patienten höre, sind dann: Abgeschlagenheit, nachlassende Libido und Potenz, depressive Verstimmungen, Verlust von Muskelmasse und mehr Fettansatz (vor allem am Bauch), Muskel- und Gelenkschmerzen sowie Verlust der Konzentrationsfähigkeit.

Das Zusammenspiel der Hormone ist bei Männern ähnlich komplex wie bei Frauen, nur ist das nicht so stark im Bewusstsein verankert. Wenn dann mit der beginnenden Andropause die Beschwerden beginnen, sind dafür meist drei Hormone mit ihren nachlassenden Spiegeln und einem zunehmend gestörten Verhältnis zueinander verantwortlich: das Testosteron, das Östrogen und das DHEA. Dabei spielt das Östrogen nicht die Hauptrolle, weil die Spiegel dieser Hormongruppe bei Männern ja generell nicht so hoch und ausgeprägt sind. Wenn aber DHEA und Testosteron stark im Mangel sind, kann es auch an Östrogen fehlen, weil immer ein Teil des vorhandenen Testosterons im Körper in Östrogen umgewandelt wird, und wenn Testosteron als Basis in großem Maße fehlt, wird also auch nicht mehr genug Östrogen produziert. Und dann können auch Männer unter den typischen Symptomen des Östrogenmangels leiden: trockene Haut und Schleimhäute, Muskel- und Gelenkschmerzen sowie Gedächtnis- und Konzentrationsstörungen.

Das Hauptaugenmerk bei männlichen Patienten sollte allerdings auf dem DHEA- und dem Testosteronspiegel liegen. Besonders das DHEA ist wichtig, weil es starken Einfluss auf Muskelaufbau bzw. Fettverbrennung nimmt und

---

[42] Vgl. dazu etwa Schopper (2014:163).

ein gesunder Spiegel dabei hilft, den ungesunden Fettansatz am Bauch zu verhindern und so auch Folgeerkrankungen mit eindämmen kann. Wir haben
oben schon gehört, dass DHEA in der Nebennierenrinde hergestellt wird und
dass die Nebennieren gereizt auf (Dauer-)Stress reagieren. Bei einer Anamnese
ist es deshalb immer sehr wichtig, auch die Lebens- und die berufliche Situation
der Patienten abzufragen und mit einzubeziehen sowie im Speicheltest ein Ta-
gesprofil des (ebenfalls in der Nebennierenrinde produzierten) Stresshormons
Cortisol zu erstellen. Fällt dabei nämlich ein typisches ›Morgentief‹ beim Cortisol ins Auge, ist die Arbeit der Nebennieren schon eingeschränkt und kann
darin eine Ursache für einen DHEA-Mangel liegen. Und kommen dann ein
DHEA-Mangel und eine altersbedingt nachlassende Testosteron-Produktion in
den Hoden zusammen, ist auch der Testosteron-Mangel vorprogrammiert. Und
bei dessen Symptomen Energieverlust sowie sinkender Libido und Nachlassen
der Potenz gehen in der Regel dann auch die männlichen ›Alarmglocken‹ an.

Wie ich ein typisches Hormonungleichgewicht in der beginnenden Andropause
mit großem Erfolg behandelt habe, zeigt die folgende Geschichte meines Patienten Michael D.:

EINE SIEBTE PATIENTENGESCHICHTE

Weniger Lust und mehr Fettansatz: Wenn die Andropause zuschlägt
*Der 47 Jahre alte Michael D., ein beruflich stark eingebundener und interna-
tional tätiger Geschäftsmann, in seinem Maßanzug von beeindruckendem Auftreten, kam auf Empfehlung seiner Schwägerin zu mir. Er war beunruhigt, denn
er hatte bei sich während der letzten Monate eine sinkende Leistungsfähigkeit,
eine schnellere Ermüdung, weniger Erholung im Schlaf und eine zunehmende
Neigung zum Grübeln wahrgenommen, die er bisher so nicht an sich kannte.
›Ich bin eigentlich ein sehr positiver Mensch‹, sagte er von sich, ›aber in letzter
Zeit kreist bei mir oft das negative Gedankenkarussell.‹ Zusätzlich bemerkte
er eine unmotivierte Gewichtszunahme, die er ungewöhnlich fand, weil er
immer normal gewichtig gewesen war und sich auch kleine Sünden und mal
weniger Sport leisten konnte, ohne gleich zuzunehmen. Nachts schwitzte er
neuerdings und schlief schlechter.*

Aber was ihn wirklich beunruhigte, waren eine stark verminderte Libido und seine schwächer werdenden Morgenerektionen. ›Ich liebe meine Frau und wir verstehen uns prima‹, berichtete er, ›und unser Sexleben war immer sehr erfüllend. Aber seit ein paar Monaten bin ich nicht mehr richtig dabei und habe einfach viel weniger Lust.‹ Um sich abzulenken und zu entspannen, griff Michael D. nun häufiger abends zu einer guten Flasche Rotwein – auch dies etwas, was er so noch nie zuvor getan hatte. Als ich das hörte, machte ich mir eine kleine ›mentale Notiz‹, denn regelmäßiger und/oder übermäßiger Alkoholkonsum hat vielfältige negative Auswirkungen auf unser Hormonsystem. Eine davon ist, dass er das Enzym Aromatase aktiviert, dass die Umwandlung von Testosteron in Östrogen verstärkt – eine Nebenwirkung, die für Männer besonders unerwünscht ist, auf die man aber auch bei Frauen ein Auge haben sollte.[43]

Doch zurück zu meinem Patienten: Trotzdem er dachte, dass eigentlich ›alles nur der Stress‹ sein könnte, hatte er seinen Hausarzt aufgesucht. Der fand tatsächlich Hinweise auf Stress, nämlich einen grenzwertigen Blutzuckerspiegel und einen leicht erhöhten Blutdruck. Die restlichen Laborwerte waren alle ›in Ordnung‹, also Leber, Niere, Blutbild, Elektrolyte und Schilddrüsenwerte waren komplett unauffällig. Auch ein Besuch beim Urologen war ohne Besonderheiten: Alles prima und der PSA-Wert (Wert des prostataspezifischen Antigens; eine Erhöhung des Wertes wird als Hinweis auf eine mögliche Entzündung oder eine Tumorerkrankung gewertet) war im Normbereich.

Ich veranlasste nun zunächst ein Labor mit Tests der Hormone sowie Testung der Neurotransmitter und weiterer Vitamine, vor allem B12 und D. Für die Zwischenzeit, bis die Ergebnisse da sein würden, gab ich dem Patienten eine erste Empfehlung mit auf den Weg: Trotz Müdigkeit sollte er bitte den Sport (in moderater Form!) wiederaufnehmen und den Alkohol reduzieren. Beides würde nämlich einen positiven Effekt auf seine Testosteron- und die Hormonproduktion generell (und natürlich auch auf die Regeneration nach

---

[43]   Die Wechselwirkungen zwischen Alkoholkonsum und verstärkter Östrogenproduktion sind gut dokumentiert und werden noch immer weiter und detaillierter erforscht. Ein Schwerpunkt liegt dabei besonders auf dem erhöhten Brustkrebsrisiko für Frauen, dass bei Überschreitung der empfohlenen Grenzwerte beim Alkoholkonsum um bis zu 41 Prozent erhöht sein kann. Vgl. dazu: https://www.deutsche-apotheker-zeitung.de/daz-az/1998/daz-26-1998/uid-3599, letzter Zugriff am 31.1.2018. Relevante Studien bzw. Artikel dazu sind etwa (1) Giovannucci et al. (2015) und (2) Williams et al. (2017).

einem harten Arbeitstag) haben. Zur Stärkung gab ich ihm ein Weinbeeren-extrakt sowie ein spezielles Kombipräparat aus Vitaminen und Aminosäuren und hoch dosiertes Vitamin C mit.

Die Laborergebnisse trafen schnell ein und zeigten, dass tatsächlich die Hormone im Umbruch waren und dass dabei auch Stress eine Rolle spielte: Bei einem normwertigen bis leicht tiefen Luteinisierenden Hormon (LH) fanden sich sehr tiefe Testosteron- und DHEA-Werte und im Speichel auch ein tiefer morgendlicher Cortisolwert, der für die Erschöpfung und den schlechten Schlaf verantwortlich zeichnete. Östrogen und Progesteron lagen innerhalb der Norm, aber wir fanden doch einen Vitamin B12- und zusätzlich einen Vitamin D-Mangel, wobei alle anderen Vitamine und Spurenelemente ebenfalls in der Norm lagen. Auch bei den Neurotransmittern gab es einen ›Ausreißer‹: Serotonin, Adrenalin und Noradrenalin waren normwertig, aber das Dopamin zu niedrig.

Das alles (und insbesondere die Werte des LH mit ›normwertig/tief‹ und des Testosteron mit ›tief‹) wies auf eine beginnende Keimdrüsenunterfunktion (Hypogonadismus) hin – allerdings eine vom Hypothalamus ausgehende (hypothalamischer Hypogonadismus) und nicht eine von den Keimdrüsen ausgehende (hypogonadaler Hypogonadismus) – die typisch für ein hohes Stresslevel ist, was bei Michael D. in seiner aktuellen Lebenssituation sicherlich zutraf.

Wir substituierten also die Vitamine B12 und D sowie das Dopamin, und ich gab darüber hinaus noch Zink und weitere B-Vitamine als wichtige Basis zur Verbesserung der Hormonproduktion. Beim DHEA stiegen wir mit einer Dosis von 25 mg ein. Das war nicht so hoch dosiert, weil DHEA als Basishormon für Östrogen und Testosteron zwar dem natürlichen Anstieg von Testosteron dienen kann, dann aber womöglich auch den Östrogenspiegel anhebt, was für Männer (insbesondere die Prostata) nicht gut ist. Hier muss man sich ganz individuell der richtigen Dosierung annähern, weil die Metabolisierung von DHEA in Östrogen und Testosteron von Person zu Person sehr unterschiedlich ist. Das gilt natürlich umgekehrt und insbesondere auch bei Frauen, damit unter DHEA-Gabe bei ihnen nicht zu viel Testosteron produziert wird.[44] Bei Michael D. war es nicht verkehrt, dass Östrogen im Auge zu behalten, weil er seit einiger Zeit leichte Probleme mit Bauchfett hatte: Da Östrogen in den Fettzellen produziert wird, haben übergewichtige Männer öfter einen erhöhten Östrogenspiegel und darum kontrollierten wir die Werte hier besonders sorgfältig.[45] Aus dem gleichen Grund kontrollierten wir auch den Wert von DHT (Dihydrotestosteron), das ein Metabolit (Stoffwechselprodukt) von Testosteron ist und bei starkem Anstieg zu unerwünschten Nebenwirkungen führt. Eine Kontrolle von Blutbild und Leberwerten war ebenfalls Pflichtprogramm, weil unter der Testosterontherapie z. B. die Zahl der Erythrozyten ansteigen kann, was zu einer erhöhten Thrombosegefahr führen kann.

Nach zwei Monaten kam Michael D. wieder in die Praxis und wir sprachen über die aktuellen Laborwerte und seinen Zustand: Es ging ihm besser, aber noch nicht wieder richtig gut. Er spürte eine leichte Verbesserung der allgemeinen Belastbarkeit. Das Labor spiegelte diese Einschätzung wieder; die Hormonproduktion war leicht wieder in Gang gekommen: Das DHEA war in den oberen Normbereich angestiegen, beim Testosteron jedoch hatte sich nichts bewegt und das Östrogen war glücklicherweise unverändert geblieben. Seine Libido war leicht in Schwung gekommen und sein Gewicht bei Fettreduktion und leichtem Muskelaufbau gleich geblieben – eine gute Entwicklung, ebenso wie der bessere Schlaf, eine aufgehellte Stimmung und eine verbesserte Stressresistenz sowie Gedächtnisleistung.

Ich entschloss mich nun doch, mit einer Testosteroncreme zu beginnen und wir verabredeten uns zu einem weitere Kontrolltermin in zwei Monaten. Jetzt war der Erfolg da: Es ging Michael D. deutlich besser! Er war ›fast wieder der Alte‹, wie er freudestrahlend sagte. Auch der Sport machte ihm wieder Spaß und er hatte seinen ›Biss‹ und seine Leistungsfähigkeit wieder, aber er ließ es langsam angehen, weil er noch nicht wieder hundertprozentig die notwendige

---

[44] Eine gute Alternative, etwa bei Frauen mit DHEA-Mangel, die aber zu erhöhten Testosteronspiegeln neigen, ist die Gabe von 7-Keto-DHEA. Dieses ist ein natürlicher Metabolit des DHEA mit derselben guten Wirkung, aber ohne die Möglichkeit der weiteren Verstoffwechselung in Richtung Testosteron.

[45] Die Substanz Chrysin (u. a. aus der Passionsblume) kann hier als ein natürlicher Aromatasehemmer wirken, der die Umwandlung von Testosteron in Östrogen stoppen kann.

Energie dafür hatte. Die erfreuliche Tendenz zu Muskelzuwachs (nicht massiv und kein Bodybuilding!) und einem kleiner werdenden Bauchumfang hielt an. Am meisten freute sich der Patient aber über die wiedergekehrte Belastbarkeit, eine steigende Libido und somit wieder eine viel höhere Lebensqualität. Die Laborwerte spiegelten diese positive Entwicklung wider: Das Testosteron war nun im mittleren Normbereich, das Östrogen dabei erfreulicherweise unverändert und das DHEA im oberen Normbereich. Blutbild und Leberwerte waren ebenso prima wie auch die Spiegel der Vitamine B12 und D. Wir beschlossen, die Dosis der Testosteroncreme leicht zu reduzieren und zukünftig am Wochenende damit zu pausieren. Auch die Supplementierung der Vitamine und Spurenelemente (plus nun auch NADH, Q10 und Aminosäuren zur weiteren Energieverbesserung) stellten wir nochmals neu ein. Mit Vitamin D machten wir dabei Pause, weil es inzwischen Frühling geworden war.

Nach drei weiteren Monaten hoben wir die Dosis der Testosteroncreme jedoch wieder leicht an: Michael D. war damit sehr zufrieden und fühlte sich komplett wiederhergestellt. Er war körperlich und psychisch wieder normal belastbar und fühlte auch wieder beruflich den Elan, den er von früher kannte. Im Nachhinein fiel ihm nun auf, dass ihm das ›übliche Durchsetzungsvermögen‹, also die typisch männlichen Attribute (wie etwa ein aggressiveres Auftreten, das es im Job auch mal braucht) gefehlt hatten. Im weiteren Verlauf der Behandlung konnten wir dann die Kontrollen reduzieren, weil bei gleichbleibender Dosierung auch alle Werte stabil blieben.

So viel zunächst aus meiner Praxis zum weiten Feld der Geschlechtshormone, den möglichen Störungen und den ganzheitsmedizinischen Behandlungsmöglichkeiten.

Im folgenden Kapitel begeben wir uns nun auf das Gebiet der Schilddrüsenhormone. Die Berührungspunkte zwischen den Regulationsmechanismen der beiden Bereiche sind zahlreich. Vor allem in den Patientengeschichten wird wieder deutlich werden, welche Beschwerden häufig zusammen auftreten, wie die Zusammenhänge zu bewerten sind und wie die Ganzheitsmedizin wiederum in der Lage ist, zu helfen.

KAPITEL 2
WENN DIE SCHILDDRÜSE
AUSSER KONTROLLE GERÄT

Eine gesunde Schilddrüse zeichnet sich vor allem dadurch aus, dass man gar nichts von ihr spürt. Wenn das wie ein Schmetterling geformte Organ, das im unteren, vorderen Halsbereich sitzt, ruhig seine Arbeit tut, merkt man nichts von ihm und geht es uns meist schon ein Stück weit gut. Oder anders ausgedrückt: Eine gesunde Schilddrüse ist für unser Wohlbefinden eine notwendige, aber keine hinreichende Bedingung – dafür können im Hormonsystem und im Körper zu viele andere Dinge schief laufen oder aus den Fugen geraten.

Die Schilddrüse übernimmt im Körper sehr wichtige Aufgaben und steuert viele Regelkreise: Sie nimmt Einfluss auf unsere Körpertemperatur, auf die Funktion unseres Herz-Kreislauf-Systems, den Knochenstoffwechsel, auf unsere Nerven und unsere Muskulatur und auf unseren Darm sowie den Fettstoffwechsel. Das schafft dieses normalerweise recht kleine Organ über die beiden Hormone T4 (Thyroxin) und T3 (Trijodthyronin), die es nach dem jeweiligen Bedarf unseres Körpers produziert und ins Blut abgibt, wo sie ihre regulierende Wirkung tun. Die steuernde Instanz bei diesem Prozess ist die Hirnanhangdrüse (Hypophyse), die mithilfe der Menge des ausgeschütteten Steuerungshormons TSH (Thyreotropin) Anreize zur Hormonproduktion bzw. zum Wachstum von Drüsengewebe setzt.

Soweit zu einer normalen Schilddrüsenfunktion. Leider aber scheint eine Dysfunktion der Schilddrüse heute fast mehr die Regel als die Ausnahme zu sein und ist inzwischen so etwas wie eine Volkskrankheit. Schätzungen gehen dahin, dass bis zu 33 % aller Menschen in der einen oder anderen Form ›etwas mit der Schilddrüse‹ hat wie z. B. eine leichte Vergrößerung. Dabei müssen allerdings unter einer Dysfunktion nicht zwingend Beschwerden auftreten. Krankhafte Veränderungen der Schilddrüse können etwa Knoten im Drüsengewebe sein (harmlos inaktive, hormonell aktive oder bösartige – letztere aber sind äußerst selten)[46], und die Drüse kann überfunktionieren und zu viele Hormone ausschütten (Hyperthyreose) oder unterfunktionieren und zu wenige Schild-drüsenhormone produzieren (Hypothyreose bzw. ›Hashimoto-Thyreoiditis‹).

HYPERTHYREOSE

Mit einer echten Überfunktion der Schilddrüse bin ich in meiner Praxis nur sehr selten, eigentlich fast nie, konfrontiert. Die Behandlung der Hyperthyreose ist eine Domäne der Schulmedizin, denn die Symptome sind so stark (und im Extremfall sogar lebensbedrohlich), der Diagnoseweg ist recht eindeutig und die Behandlung so notwendigerweise festgelegt, dass die betroffenen Patienten nicht den Weg in eine naturmedizinische Behandlung suchen. Und, in aller Of-fenheit gesprochen: Das ist in diesem Falle auch richtig so, weil hier mein recht ›natürlich‹ ausgerichteter Behandlungsansatz an seine Grenzen stoßen würde. Höchstens würde ich nach einer konservativen Behandlung, unterstützend, aufbauend regulierend tätig werden.

Eine Hyperthyreose zeigt sich mit Symptomen wie Schweißausbrüchen, hohem Puls, übermäßiger Nervosität und Zittern oder Gewichtsverlust. Ursachen sind meist eine Autonomie von Bereichen in der Schilddrüse oder ein Morbus Ba-sedow (eine Autoimmunkrankheit, die oft mit einem Kropf oder den für die Krankheit typischen, stark vorgewölbten Augäpfeln einhergeht). Autonome Be-reiche in der Schilddrüse zeichnen sich dadurch aus, dass sie sich vom steuern-den Einfluss des TSH emanzipiert haben und ständig und nach ihren eigenen Regeln Schilddrüsenhormone produzieren, die gar nicht benötigt werden. Die übergroße Menge der Hormone im Blut löst dann die Symptome aus. Lebens-gefährlich ist die sogenannte ›Thyreotoxische Krise‹ bei der die Patienten unter starker Tachykardie (beschleunigter Herzschlag), Bewusstseinsstörungen und Stupor leiden und sogar ins Koma fallen können. Aber auch, wenn die Symp-tome nicht so stark und gefährlich sind, geht es den meisten Patienten mit einer Hyperthyreose akut schlecht.

Die Diagnose ›Schilddrüsenüberfunktion‹ wird meist gestellt, nachdem auf-

---

46   Vgl. Schöps/Wüstenhagen (2017).

grund der Symptome ein Hormonstatus und ein Blutbild gemacht wurden. Das typische Bild, dass sich dann zeigt, ist: Ein niedriger Spiegel des Steuerungshormons TSH (unter 0,4 µU/ml), der zusammen mit erhöhten Spiegeln des fT3 (freies T3; nicht an ein Transporteiweiß gebunden) bzw. des fT4 (freies T4; dito) auftritt.

Behandelt wird die Hyperthyreose entweder durch Medikamente, die die Hormonproduktion hemmen, durch eine Operation, bei der meist Teile der Schilddrüse (die autonomen Teile) entfernt werden oder durch eine Radiojodtherapie, bei der die Schilddrüsenzellen durch die Einnahme eines radioaktiven Jod-Isotops, das sich nur in diesen Zellen anreichert, dem programmierten Zelltod (Apoptose) ausgesetzt werden.

HYPOTHYREOSE UND HASHIMOTO

Eine Unterfunktion der Schilddrüse besteht per definitionem, wenn eine ausreichende Versorgung unseres Körpers mit den Schilddrüsenhormonen T3 und T4 nicht sichergestellt ist. Bei Erwachsenen liegt am häufigsten die so genannte *primäre Hypothyreose* vor, was bedeutet, dass die Schilddrüse selbst ›es nicht schafft‹ (gemessen an den Anforderungen des Körpers) genug Hormone zu produzieren. Früher hatte man vor allem Jodmangel als Hauptursache dafür im Verdacht, und eine ausreichende Jodversorgung ist in jedem Fall notwendig, damit die Schilddrüse ihre Arbeit tun kann. In den letzten Jahrzehnten steigt aber besonders die Zahl der Schilddrüsenentzündungen und ist eine Hauptursache für die Schilddrüsenunterfunktion. Denn Entzündungen der Schilddrüse lassen das aktive Schilddrüsengewebe verkümmern und es werden nicht ausreichend Hormone produziert. Die Ursache für diese Entzündungen sind oft Autoimmunreaktionen. Die häufigste dieser Autoimmunerkrankungen wird nach ihrem japanischen Entdecker Haraku Hashimoto, oft als ›Morbus Hashimoto‹ bezeichnet. Da es sich aber um eine Entzündung handelt, spreche ich hier von einer ›**Hashimoto-Thyreoiditis**‹. Die Ursache einer Hashimoto-Thyreoiditis ist in einem fehlgeleiteten Immunsystem zu suchen, das sich gegen die eigenen Körperzellen wendet – ein Phänomen, das explosionsartig in vielen Bereichen der Medizin zunimmt. Die Hashimoto-Thyreoditis ist eine schleichend verlaufende Entzündung (›silent inflammation‹), die ohne Schmerzen, Rötungen oder

Schwellungen voranschreitet.[47] Die Schilddrüse verkümmert langsam und verliert ihre Funktionstüchtigkeit. Besagter Gewebeschwund (Atrophie) tritt auf und die Hormonproduktion sinkt. Die Unterfunktion ist also eine direkte Folge der Entzündung. Frauen sind ca. zehn Mal häufiger von der Hashimoto-Thyreoditis betroffen als Männer. Auch andere Autoimmunerkrankungen finden sich bei Frauen öfter als bei Männern. Ein Grund dafür könnte eine ›Schnittstelle‹ im Hormonsystem sein: Frauen sind durch ihren monatlichen Zyklus und durch Schwangerschaften größeren Hormonschwankungen ausgesetzt. Und die ›weiblichen‹ Östrogene haben eine geringere die Immunabwehr unterdrückende und häufiger eine die Immunabwehr stimulierende Wirkung. Sie beeinflussen den Krankheitsverlauf bei Autoimmunreaktionen somit eher negativ. Progesteron und Testosteron dagegen haben einen günstigen Einfluss auf Symptome und Entzündungsgrad.

Neueste Studien zur geschlechtsspezifischen Einordnung der Häufigkeit von Autoimmunerkrankungen diskutieren den Einfluss sogenannter ›Alters-assoziierter B-Zellen‹ (ABCs), die beim Vorhandensein einer Autoimmunerkrankung in erhöhter Zahl vorliegen und wahrscheinlich an der überschießenden Immunreaktion beteiligt sind. Deren Aktivierung setzt wohl die Stimulierung eines speziellen Rezeptors an Zelloberflächen voraus. Das Entscheidende hier ist, dass das zugehörige Gen für diesen Rezeptor auf dem X-Chromosom liegt. Und Frauen besitzen ja zwei X-Chromosomen, im Gegensatz zu Männern, die ein X- und ein Y-Chromosom haben. So wird bei Frauen naturgemäß öfter eine höhere Aktivität von Genen, die auf dem X-Chromosom liegen, verzeichnet.[48] Auch eine *sekundäre Hypothyreose* findet sich manchmal, ist aber viel seltener. Hier wird in der Hypophyse, der Hirnanhangdrüse, zu wenig vom Steuerungshormon TSH produziert, was zur Folge hat, dass die Produktion von T3 und T4 in der Schilddrüse hinter dem Bedarf des Körpers zurückbleibt.

Typische Symptome der Unterfunktion generell, unabhängig von ihren Ursachen, sind: Ständiges leichtes Frieren, Gewichtszunahme ohne Änderung des

---

[47] Das unterscheidet die Hashimoto-Thyreoditis ganz klar von einer ›klassischen‹ Schilddrüsenentzündung, die mit Fieber, Schmerzen und Schwellungen bzw. Rötungen einher geht und durch Bakterien, Viren oder bestimmte Medikamente ausgelöst werden kann und keine Autoimmunkrankheit ist.

[48] Vgl. Rubtsov (2011).

bisherigen Essverhaltens, Konzentrationsschwäche und verminderte Leistungsfähigkeit, Müdigkeit, Haarausfall und Verstopfung. Dazu können eine trockene Haut und eine raue Stimme kommen. Zu diesen recht unspezifischen Anzeichen gesellt sich unter Umständen noch ein sogenanntes Myxödem, bei dem die Haut des Patienten teigig und geschwollen erscheint.

Wer das Kapitel über die Geschlechtshormone aufmerksam gelesen hat, dem fällt auf, wie unspezifisch all diese Beschwerden sind und welche multiplen Ursachen von Hormonungleichgewichten man sich dafür vorstellen kann. Darum ist eine **sorgfältige Diagnostik** beim Verdacht auf Hypothyreose bzw. Hashimoto-Thyreoiditis angezeigt. Auch und vor allem, weil eine Behandlung mit Schilddrüsenhormonen eine echte Indikation erfordert, weil eine Überdosierung die sehr unangenehmen Symptome der Überfunktion auslösen und replizieren kann. Umgekehrt kommt es jedoch öfter auch dazu, dass die Krankheit, gerade bei Frauen in den Wechseljahren, in den typischen Symptomen dieser Transitionsphase ›untergeht‹ und die Symptome fälschlich ursächlich den Veränderungen bei den Geschlechtshormonen zugeschrieben werden.

Eine Blutuntersuchung mit der Erfassung des TSH-Werts und der Werte für fT3 und fT4 ist dann Standard. Auch der Test auf spezifische Antikörper im Blut ist dabei wichtig, denn nur sie können neben einer Sonographie der Schilddrüse den entscheidenden Hinweis dazu liefern, ob auch eine Hashimoto-Thyreoiditis vorliegt. Sehr häufig finden sich nämlich dann Antikörper gegen ein Schilddrüsenenzym, das zur Hormonproduktion dient (Thyreoperoxidase-Antikörper, TPO-AK) oder Antikörper gegen ein bestimmtes Schilddrüseneiweiß (Thyreoglobulin-Antikörper, TAK).[49] Da die **Hashimoto** Immunthyreopathie bei Standard Untersuchungen oft unerkannt bleibt, hat sich meine Kollegin Frau Dr. Anne-Catherine Widlowski auf Diagnostik und Therapie spezialisiert.

Einen ersten Anhaltspunkt für eine Unterfunktion liefert der TSH-Wert. Denn wenn die Schilddrüsenhormonwerte sinken, kurbelt der Körper zur Regula-

---

[49] Sinnvoll ist es auch, den TRAK (TSH-Rezeptor-Autoantikörper) zu testen, dessen erhöhter Wert ebenfalls auf eine Hashimoto-Thyreoditis hindeuten kann, obwohl dieser Wert meist eher bei einem Morbus Basedow relevant ist.

tion die Produktion dieses Steuerungshormons an. Ein erhöhter TSH-Wert[50] ist demnach ein erster wichtiger und starker Hinweis auf eine Unterfunktion. Oft liegen dann auch schon die Schilddrüsenhormonwerte für T4 und T3 unter dem Normwert. Letztere können sich aber trotz Unterfunktion (noch) im normalen Bereich bewegen. Ein erhöhter TSH-Wert ist aber generell ein guter Marker für eine beginnende Unterfunktion. Die Interpretation all dieser Werte jedoch wird durch Ärzte häufig sehr unterschiedlich gehandhabt. Oft halten die Behandler still, weil die Werte von T4 und T3 trotz erhöhten TSH-Wertes ›noch in Ordnung‹ sind, obwohl die Patienten schon über Beschwerden klagen. Und auch darüber, wie weit der TSH-Wert› ‹herunter geregelt‹ werden soll, gibt es unterschiedliche Auffassungen. Ich denke immer, dass das Wohlbefinden und das Gefühl des Patienten entscheidend sein sollte. Und wenn dieses Wohlbefinden erst bei einem TSH-Wert von 1 eintritt, sollte das der Maßstab sein.

Im Folgenden nun eine Patientengeschichte, in der sich das oben erwähnte Wechselspiel zwischen dem Regelkreis der Geschlechtshormone und dem der Schilddrüsenhormone (unter anderem) zeigt …

EINE ACHTE PATIENTENGESCHICHTE

Jana F.: Schilddrüsenunterfunktion und mehr …
Eine mit 31 Jahren noch recht junge Patientin kam mit einer bereits diagnostizierten Schilddrüsenunterfunktion in meine Praxis. Sie nahm schon seit Jahren eine ziemlich hohe Dosis an Schilddrüsenhormonen ein. Die aber halfen offensichtlich nur sehr bedingt, und so war die Ausgangslage bei ihr kompliziert: Im Alter zwischen 19 und 29 Jahren hatte sie etwa mit der Gestagenspirale Mirena verhütet und das hatte neben dem subjektiven Eindruck, dass ihr Allgemeinbefinden immer schlechter wurde, zusätzlich die ›handfesten‹ Folgen gehabt, dass sie über 20 kg an Gewicht zunahm und in eine Art Depression verfiel. Darüber hinaus entwickelte sie während dieser Zeit einen Hyperinsulinismus (die Bauchspeicheldrüse bildet konstant zu viel Insulin), der auf eine beginnende Insulinresistenz hindeutete (weil die Körperzellen zunehmend weniger auf Insu-

---

50 Über 2,5 bzw. über 4 µU/ml; die Messwerte werden z. B. in Deutschland und in den USA deutlich verschieden gehandhabt.

lin reagieren, wird immer mehr davon produziert, um die gewünschte Reaktion doch noch zu erzeugen – bis das ganze System irgendwann entgleist). Die daraus sich regelmäßig ergebende Unterzuckerung fühlte sie häufig: Sie war dann zittrig, fühlte sich schwach und der kalte Schweiß brach ihr aus.

Nach dem Entfernen der Spirale besserte sich zwar ihr Allgemeinzustand, wie sie berichtete, aber das Übergewicht blieb ihr erhalten und erwies sich als sehr hartnäckig, weil es auch auf diverse Ernährungsumstellungen nicht reagierte. Zudem musste sie damit vorsichtig sein, weil sie unter verschiedenen Nahrungsmittelunverträglichkeiten litt. An Sport war so gut wie nicht zu denken, weil sie danach immer komplett erschöpft war. Den Ausschlag für den Besuch in meiner Praxis hatten schließlich wiederkehrende Infekte gegeben; so hatte sie in der letzten Zeit ein Pfeiffersches Drüsenfieber und rezidivierende Herpes-Simplex-Attacken gehabt. Ihre ganze komplizierte Symptomatik hatte auch eine gynäkologische Dimension, denn ›on top‹ kamen noch ein starkes PMS mit extremer Missstimmung, Brustspannen, Wassereinlagerungen vor der Periode, Zwischenblutungen während des Zyklus und ein mit 33 Tagen sehr langer Zyklus. Ihre Kernwerte für die Geschlechtshormone waren mit Progesteron 170 pg/ml und Östradiol 2,4 pg/ml im Speichel ›östrogenlastig‹, was wir in einem ersten Schritt durch die Gabe von Progesteron aufzufangen versuchten.

Mit dem Beginn dieser Progesterongabe fühlte Jana F. sich wacher und klarer. Einige der PMS-Symptome (Ödeme und Brustspannen) verschwanden schnell; die Zwischenblutungen wurden erst nach drei Zyklen weniger und danach normalisierte sich auch die Zykluslänge auf 28 Tage. Ein Absetzen des Progesterons wurde von der Patientin nicht gut vertragen, daher setzten wir die Gabe in minimaler Dosierung fort. Ergänzend gab ich aus der TCM wiederum ›Jia wei xiao yao san‹ (das oben schon erwähnte ›erweiterte Pulver der heiteren Gelassenheit‹), weil ich bei der Puls- und Zungendiagnostik erwartungsgemäß eine Leber Qi-Stagnation und einen (chinesisch zu verstehenden) ›Blutmangel‹ (typisch für einen unregelmäßigen Zyklus) festgestellt hatte und den Qi-Fluss wieder in Gang bringen sowie die ›Mitte‹ (chinesisch gesehen die Milz) stärken wollte. Mit der Gabe von Chrom gegen die Blutzuckerschwankungen (Chrom hilft, die zirkulierende Insulinmenge zu regulieren) fühlte sich Jana F. nun deutlich stabiler.

Bevor wir jedoch bei der Schilddrüsenunterfunktion angreifen konnten, wollte ich zunächst noch die Nebenniere wieder stärken. Hier waren nämlich die Cortisolwerte der Patientin, vor allem am Morgen, zu niedrig. Es ist in der Medizin immer wichtig, zunächst diese Grundfunktion wieder ins Gleis zu bringen. Wir begannen also mit der Einnahme von tierischem Nebennierenextrakt und mit einer homöopathischen Unterstützung der Nebenniere. Und auch das brachte uns wieder ein Stückchen weiter, aber der ganz große Durchbruch in Richtung einer stabilen Verbesserung blieb weiter aus. Zwischenzeitlich konnten wir uns aber der tieferen Betrachtung der Schilddrüsenproblematik zuwenden: Jana F. war bis dato mit einer Substitution von fünf Grain durch ein tierisches Schilddrüsenextrakt mit 325 mg insgesamt (bei einer Gewichtung von 25 Prozent T3 und 75 Prozent T4) schon mit einem sehr hohen Medikationsgrad unterwegs.

Bei einer so hohen Menge an Schilddrüsenmedikation und trotzdem nur schlechter und unzureichender Wirkung (die Patientin blieb weiterhin müde, übergewichtig und litt unter Verstopfung sowie Kälteempfindungen sowie einem leichten Haarausfall) lag der Verdacht nahe, dass die Aufnahme der Schilddrüsenhormone gestört war. Wäre sie nur mit T4 behandelt worden, hätte es auch eine Umwandlungsstörung sein können (hier wird T4 nicht ausreichend in T3 umgewandelt, und ein Hinweis darauf wäre ein hohes rT3 (= ein hoher reverseT3-Wert) gewesen), aber bei der aktuellen Gabe von kombiniertem T3 und T4 konnte das nicht der Fall sein. Deshalb dachte ich eher an eine Aufnahmestörung, weil das auch ins Bild der insgesamt gestörten Darmfunktion und der Nahrungsmittelunverträglichkeiten passte. Darüber hinaus musste ich auch in meine Überlegungen mit einbeziehen, dass die Einnahme dieser tierischen Präparate ebenfalls zu einer Unverträglichkeits- und Autoimmunreaktion führen kann. Wiederum also eine äußerst komplexe Gemengelage ....

Und bevor wir dort richtig angreifen konnten, kam es bei Jana F. noch zu einem Rückfall bei den wiederkehrenden Infekten und sie sah sich von mehrfachen Blasenentzündungen geplagt. Die notwendige, aber für den Darm und ihr Immunsystem natürlich sehr belastende Behandlung mit Antibiotika versuchten wir in der Folge durch eine Ozon-Eigenbluttherapie aufzufangen. Diese Therapie führte Jana F. wegen der Entfernung zu meiner Praxis wöchentlich bei einem Kollegen durch. Diese Behandlung tat ihr insgesamt sehr gut (sie ist bei erhöhter Infektneigung, bei Allergien und bei Entzündungen grundsätzlich sehr hilfreich), und es traten keine weiteren Harnwegsinfekte mehr auf. Zusätzlich setzte ich hier auch noch auf Phytotherapie mit Brennnesselextrakten etc. Die Energie und die allgemeine Leistungsfähigkeit der Patientin verbesserten sich zunehmend. Ich unterstützte ihr Immunsystem noch weiter durch die Gabe von Weihrauch und Curcuma und gab ihr zusätzlich Selen, um die Schilddrüsenfunktion zu unterstützen.

Jetzt konnten wir dann den aus der Rückschau entscheidenden ›Schalter‹ umlegen und stellten die Ernährung der Patientin vorsichtig, aber komplett um. Sie aß nur noch ganz strikt glutenfrei und nach dem sogenannten ›Paleo‹-Muster (mehr dazu in den folgenden Exkursen), also Gemüse, Fleisch und Fisch, Nüsse, Eier und Obst. Getreide, Hülsenfrüchte, Milchprodukte sowie Zucker verschwanden völlig von ihrem Ernährungsplan. In der Summe schafften wir damit dann den Durchbruch: Wir konnten das Schilddrüsenmedikament immer weiter reduzieren und im Verlauf sogar ganz absetzten! Bei einer Kontrolle nach sechs Monaten fühlte sich Jana F. gut: Sie hatte ohne die Schilddrüsenmedikation mehr Energie und auch deutlich an Gewicht abgenommen, fühlte sich wacher und mit guter Konzentration. Besonders erfreulich war, dass sich auch ihr Nüchterinsulin und ihr gesamter Blutzuckerstoffwechsel normalisiert hatten.

›Du bist, was Du isst‹ – dieses alte Sprichwort ist in seiner Ausschließlichkeit sicher übertrieben. Dass allerdings unsere Ernährung eine der wichtigsten Stellschrauben für ein gesundes Leben ist, ist unbestritten. So füllen denn auch Ratgeber zu dem Thema nicht nur ganze Regale, sondern buchstäblich ganze Etagen in großen Buchhandlungen und der Vorschläge, wie man sich wann und womit am besten ernährt, sind Legion. Denn Fakt ist, dass wir heute zu viel essen und dazu noch die häufig falschen Sachen. Die ständige Verfügbarkeit von Essen entspricht nicht unserer genetischen Disposition. Noch vor hundert oder zweihundert Jahren (und geschweige denn etwa in der Steinzeit) war Hunger etwas ganz Normales, mit dem der Körper gelernt hat, umzugehen. Auch in den später entstandenen Zivilisationen konnten es sich nur die ganz Reichen erlauben, so viel zu essen, wie sie wollten und auch nur das, worauf sie Lust hatten. Diese Situation hatte für die ›ganz normalen‹ Menschen damals sicher auch gesundheitliche Folgen, wie etwa bestimmte Mangelerscheinungen, bewahrte sie aber gleichzeitig vor einer Reihe von Zivilisationskrankheiten, wie wir sie heute kennen: Erhöhte Blutfette, daraus resultierende Herz- und Kreislauferkrankungen und Diabetes sind typische Vertreter dieser Krankheiten. Mit Bezug zu unserem Thema ›Hormonbalance‹ will ich darum nun kurz zwei Methoden zum Thema Ernährung vorstellen, mit denen ich in meiner Praxis gute Erfahrungen gemacht habe.

EXKURS: ERNÄHRUNG – SPEZIELLE DIÄTETIK, ETWA BEI INSULINRESISTENZ

PALEO-ERNÄHRUNG

Die in der letzten Patientengeschichte erwähnte ›Paleo-Diät‹ hat ihren Namen von einer Kurzform für den Begriff ›Paläolithikum‹, also ›Altsteinzeit‹, entliehen. Die ›Paleo-Diät‹ zielt darauf ab, dass wir das Falsche essen, orientiert sich an der ursprünglichen Ernährung (wie wir sie heute zu kennen meinen) der altsteinzeitlichen Jäger und Sammler und versucht, diese mit den heute verfügbaren Lebensmitteln nachzubilden. Die Grundlage der ›Paleo-Ernährung‹ bilden also Lebensmittel, die in ähnlicher Form während der frühen Evolution des Menschen verfügbar waren und von denen angenommen wird, dass sie eine optimale Nährstoffversorgung für unseren Organismus liefern. Wie schon gesagt, geht es dabei hauptsächlich um Fleisch, Fisch, Gemüse, Nüsse, Eier und Obst. Milch, Getreide und Hülsenfrüchte verschwinden im Rahmen einer ›Paleo-Diät‹ vom Speiseplan (Ackerbau und Viehzucht sind erst seit der Neusteinzeit, dem Neolithikum, Merkmale menschlichen Lebens).

Paleo-Ernährung legt dabei einen Schwerpunkt auf hohe Lebensmittelqualität und meidet neben den oben schon erwähnten Lebensmitteln auch im Voraus verarbeitete und ›Convenience‹-Produkte wie Tiefkühlkost und Fertiggerichte. Eine biologische und aus nachhaltiger Landwirtschaft bzw. schonendem Fang kommende Herkunft der Lebensmittel ist besonders bei Fleisch und Fisch wichtig, denn in herkömmlicher Tierhaltung bzw. in den normalen Aquakulturen werden die Tiere mit Hormonen und Antibiotika künstlich ›gesund‹ erhalten, was wiederum einen schlechten Einfluss auf uns Menschen hat, der all diese

Medikamente dann bei Verzehr auch auf nimmt. Bei Paleo werden darüber hinaus alle Lebensmittel frisch verarbeitet und der Rohkostanteil bei den Speisen ist hoch.[51]

Dadurch verschiebt sich das Verhältnis der Hauptnährstoffe im Vergleich zu unserer ›normalen‹ Ernährung zugunsten von Eiweiß und Fett und zulasten der Kohlenhydrate. Positive Stoffwechseleffekte unter Paleo können daher das Ansteigen des ›guten‹ HDL-Cholesterins (wichtig als Basis für eine gesunde Hormonproduktion!) und ein Absinken der Triglyceride (andere Blutfette), eine Senkung des Blutdrucks und vorhandener Entzündungsparameter[52] sowie eine Steigerung der Immunabwehr sein. Damit sinkt das Risiko für Übergewicht und für koronare Herzerkrankungen, für verschiedene Krebsarten und für Diabetes. Aussagekräftige Studien zu Paleo gibt es zwar noch nicht viele, aber die vorhandenen machen vor allem Diabetes-Patienten Mut.[53] So verbesserte sich die Glucosetoleranz in einer der wenigen Studien unter der Paleo-Ernährung stark und mit zunehmender Dauer der Ernährungsumstellung immer stärker. Ein Zitat aus der Studie trifft den Nagel auf den Kopf: ›Insbesondere Personen mit verminderter Insulinsensitivität profitierten von der Intervention.‹[54] Insgesamt sollte man bei diesen Studien aber auch immer im Auge behalten, dass das wirkliche Essverhalten der Probanden schwer zu überprüfen ist und dass das Gros der Teilnehmer mit hoher Wahrscheinlichkeit schon aufgrund ihrer Affinität zu dieser Form der Ernährung jünger, motivierter und generell gesünder ist als der Durchschnittsbürger.[55]

---

[51]   Hier ist wieder ganz individuell zu schauen, was für den jeweiligen Patienten gut ist. Aus Sicht der TCM etwa ist es oftmals besser, frische, aber schonend gegarte und damit ›warme‹ Lebensmittel zu essen.

[52]   Für eine positive Wirkung z.B. auf Darmerkrankungen wie Morbus Crohn oder Colitis ulcerosa vgl. Konijeti (2017).

[53]   Vgl. z.B. Klonoff (2009).

[54]   Vgl. Ströhle/Hahn (2011); verfügbar unter: https://www.deutsche-apotheker-zeitung.de/daz-az/2011/daz-50-2011/ernaehrung-a-la-altsteinzeit-ultima-ratio-der-praevention; letzter Zugriff am 5.2.2018.

[55]   Pitt (2016) diskutiert das Für und Wider der Studienergebnisse zu Paleo insgesamt.

NAHRUNGSKARENZ: DIE POSITIVE WIRKUNG DES ›DINNER-CANCELLING‹

Das ›Dinner-Cancelling‹ hebt auf den zweiten wichtigen Aspekt im Rahmen unserer heutigen Ernährungsgewohnheiten ab: nämlich, dass wir zu viel und zu regelmäßig essen. Indem wir auf das Abendessen ganz verzichten oder es einfach an manchen Tagen der Woche ausfallen lassen, gönnen wir uns eine Pause bei der Nahrungsaufnahme und –verarbeitung, die oft gesundheitsfördernd oder sogar lebensverlängernd wirkt. Unser Körper kommt dann in der Nacht besser zur Ruhe, weil er nicht durch die Verdauungsprozesse beansprucht wird und die Regeneration ist tiefer und setzt schneller ein.

Einer der bekanntesten Verfechter des Dinner-Cancelling ist der Österreicher Gynäkologe Prof. Dr. Dr. Huber. Er spricht bei einer solch tiefen Regeneration sogar von einem ›Hibernisationseffekt‹, weil wie während eines Winterschlafs bei Tieren alle Systeme, die nicht unbedingt direkt lebenserhaltend sind, heruntergefahren und alle Zellen so weniger belastet werden.[56] Für ihn sind die positiven Effekte des programmierten Verzichts auf das Abendessen noch vielfältiger: Denn unser Körper entledigt sich in Hungerphasen, die ihn zum Energiesparen zwingen, vor allem entarteter und bösartiger Zellen und reinigt sich so besonders effektiv. Der Biophysiker Thomas Finkenstädt nennt dieses Geschehen plakativ: ›Wer mehr als 14 Stunden am Tag fastet, der sorgt dafür, dass die körpereigene Müllabfuhr angeworfen wird.‹[57] Doch zurück zu Prof. Huber: Mit Bezug zu unserem Hormonhaushalt sieht er beim Verzicht auf die abendlichen Kalorien vor allem die dann einsetzende Mehrproduktion des Melatonins (siehe auch den Exkurs am Ende von Kapitel drei) und des Wachstumshormons (Somatropin) als großen Gewinn, weil die großen regenerativen Potenziale dieser Hormone sich förderlich auf die Zellerneuerung auswirken.

Und mit Bezug zu Diabetes bzw. der Vorstufe einer Insulinresistenz sieht Huber das Dinner-Cancelling ebenfalls als erfolgversprechende Methode und schreibt: ›*Kalorienrestriktion scheint auch gegen die Entstehung von Diabetes das wirksamste Präventivum zu sein. Zu den Überlebens- und Verjüngungsgenen, die*

---

[56] Vgl. http://www.drhuber.at/dinner-cancelling/, letzter Zugriff am 6.2.2018.
[57] Zitiert nach: Hamann (2016).

durch das Hungergefühl angeregt werden, gehören jene, die im Alter und auch bei den Vorstufen der Zuckerkrankheit nur mehr langsam zu arbeiten im Stande sind. Sie werden durch das Restriction of Calories-Programm auf Vordermann gebracht. Dabei ist es nicht notwendig, permanent zu hungern, wohl aber längere Phasen der absoluten Nahrungskarenz einzulegen. Nur so wird den Genen die Botschaft vermittelt, jene Proteine dem Körper zur Verfügung zu stellen, welche den Import der Kohlenhydrate aus dem zirkulierenden Blut möglich machen und damit gleichzeitig den Blutzucker senken.‹[58]

Eine Ernährungsumstellung spielte auch bei der folgenden Patientin eine Rolle, die mit einer Hashimoto-Thyreoditis sowie mit einer bis dato unerkannten Umwandlungsstörung der Schilddrüsenhormone zu mir in die Praxis kam …

EINE NEUNTE PATIENTENGESCHICHTE

Der Hashimoto-Thyreoditis den Kampf ansagen

Die 57-jährige Maria K. machte einen müden und leicht fahrigen Eindruck, als sie mir das erste Mal in meinem Behandlungszimmer gegenüber saß. Was sie berichtete, klang alarmierend: ›Jetzt laufe ich schon seit über zehn Jahren mit meinen Symptomen herum und erst vor zwei Jahren hat mir ein Spezialist gesagt, dass meine Schilddrüse entzündet sei und ich Hashimoto hätte. Ich war schließlich bei ihm gelandet, weil ich mich ständig wie benebelt fühle, als sei ich nicht ganz richtig da oder als hätte ich mich am Abend zuvor enorm betrunken, aber ohne, dass ich überhaupt Alkohol zu mir genommen hätte. Darum kann ich mich auch häufig sehr schlecht konzentrieren. Im Büro brauche ich fast doppelt so lange für alles. Ich fühle mich sowieso generell träge, bin schleichend über die Zeit immer dicker geworden, habe oft Wasser in Händen und Füßen und eine schlechte Verdauung mit viel Verstopfung. Ich friere dauernd, habe eine heisere Stimme, bin schnell erschöpft und immer eher traurig als fröhlich. Und Sie sehen ja, dass ich außerdem dieses hässliche Ekzem im Gesicht und nur noch dünne Haare auf dem Vorkopf habe, was mich beides sehr stört. Dann macht mir mein Hals noch häufig Probleme: Er kratzt oder schmerzt leicht, aber ohne, dass ich erkältet wäre oder eine Entzündung mit Fieber hätte …‹

---

[58] Vgl. http://www.drhuber.at/dinner-canceling/, letzter Zugriff am 6.2.2018.

Auf Nachfrage erzählte die Patientin weiter, dass sie noch keine Schilddrüsen-
medikamente einnähme. Ich hakte daraufhin, auch wegen ihres Alters, noch
einmal nach und fragte, wie es denn mit ihren Wechseljahren oder der Menopause ausschaute. ›Da merke ich nur sehr wenig von‹, war ihre Antwort,
›alles konzentriert sich bei mir anscheinend in der Schilddrüse.‹ Allerdings
hatte Maria K. wegen ihrer anhaltenden Beschwerden schon vor dem Besuch
in meiner Praxis eigene Schritte unternommen und eine Amalgamsanierung
durchgeführt, bei der sie mit starken Reaktionen durch die Entgiftung zu
kämpfen gehabt hatte, wie Müdigkeit und einer generell schlechtere kognitiven
Leistungsfähigkeit. Auch einer Wurmbehandlung hatte sie sich unterzogen,
wodurch sich die Verdauung bereits ein Stück weit positiv verändert hatte.

Im Labor zeigten sich insbesondere ein hohes TPO (Thyreoperoxidase-Antikörper – einer der Indikatoren für Hashimoto) von 3400 U/ml[59] sowie ein
TSH-Wert von 5,7 µU/ml (leicht erhöht) und das freie T3 mit 3 (normal niedrig) sowie das freie T4 mit 12,1 µU/ml. Weiterhin auffällig waren ein Mangel
an Q10, Vitamin D und C sowie Zink, Ferritin (der ›Speicherwert‹ für Eisen)
und Kupfer. Ihre B- Vitamine waren bereits gut substituiert und somit alle
im Normbereich. Ich hatte auf den Wunsch der Patientin hin noch einen Test
auf Kryptopyrrolurie bzw. Hämopyrrolurie (KPU bzw. HPU) veranlasst, der
allerdings glücklicherweise unauffällig war.

Weiterhin testeten wir Maria K. noch auf Nahrungsmittelunverträglichkeiten, mit dem Ergebnis, dass sie zukünftig besser Milch- und Weizenprodukte
meiden sollte. Ein weiterer Test auf Zöliakie (eine chronische Erkrankung des
Dünndarms, die auf einer lebenslangen Unverträglichkeit des Klebereiweiß
Gluten, bzw. seiner Unterform Gliadin, beruht) war jedoch negativ. Die Kontrolle der Nebennierenwerte war auch ohne Auffälligkeiten.

So stiegen wir sofort in mein Programm ein: Für die Schilddrüse gab ich Selen
und reines T4, um diesen niedrigen Wert der Patientin wieder hochzubrin-
gen. Gegen die Autoimmun-Entzündungsreaktion bekam Maria K. zusätzlich
Curcuma. Zusätzlich gab ich ihr Nachtkerzenöl gegen das juckende Ekzem
und ein spezielles Aminosäuren- und Vitaminpräparat zum Aufbau. Bei der

---

[59] Spezielle Maßeinheit für Enzyme.

weiterhin anstehenden Lebensstiländerung war die Patientin dann selbst gefordert: Sie ernährte sich nun völlig milch- und glutenfrei, intensivierte leicht ihr Sportprogramm an der frischen Luft und besuchte Kurse mit Yoga und Pilates. Auf Alkohol und Kaffee verzichtete sie nun weitgehend oder reduzierte ihren Konsum sehr stark.

Nach zwei Monaten ging es Maria K. schon wieder recht gut. Besonders die Wassereinlagerungen sowie ihre Halsbeschwerden waren verschwunden und ihre Konzentration und ihr Gedächtnis waren wieder deutlich im Kommen. Allerdings klagte sie nun, dass sie wesentlich schlechter schlafe. Ich nahm nochmals ihre Laborwerte zur Kontrolle: Das TSH hatte sich auf 3 normalisiert, das fT3 war weiterhin tief und das fT4 minimal auf 13 gestiegen. Diesmal nahm ich zusätzlich den Wert des reverseT3. Der lag mit 450 in der Relation deutlich zu hoch, was für eine sogenannte Umwandlungsstörung sprach: Maria K. wandelte ihr ohnehin schon wenig vorhandenes T4 also nicht in das stoffwechselaktive T3, sondern in die ›Speicherform‹ reverseT3 um. Hier mussten wir am T3-Spiegel angreifen und somit wechselten wir in der Schilddrüsenmedikation auf ein Kombipräparat, das zu 20 Prozent aus T3 und zu 80 Prozent aus T4 bestand.

Nach weiteren zwei Monaten war klar, dass wir auf der Zielgeraden waren: Nach dem Wechsel der Medikation war eine unmittelbare Verbesserung des Befindens eingetreten. Beim Test im Labor waren alle Schilddrüsenwerte im optimalen Bereich und die TPO-Antikörper um die Hälfte abgesunken, was einer deutlich reduzierten Autoimmunreaktion entsprach. Auch die letzten Begleitsymptome der Patientin hatten sich verflüchtigt: Die Verdauung war wieder normal, ganz ohne Verstopfung und ihre Haare waren wieder viel dichter geworden.

Das lästige Gesichtsekzem war verschwunden. Maria K. strotzte vor Energie und war sehr glücklich: ›Ich fühle mich wie neu geboren‹, sagte sie mir bei unserem letzten Gespräch.

GLUTENARME ERNÄHRUNG BEI HASHIMOTO

Gluten setzt sich aus den Eiweißen Gliadin und Glutenin zusammen. Die meisten Getreidearten (vor allem Weizen, aber auch Roggen oder Dinkel) enthalten beide Eiweiße. Allerdings entsteht Gluten als Klebeeiweiß erst bei der Weiterverarbeitung der Getreide, weil es dabei nass wird. Dass Gluten etwa Zöliakie auslösen kann, ist schon lange bewiesen (darum auch der Test bei der Patientin oben) und Zöliakie (eine Autoimmunerkrankung des Dünndarmes, bei der die Darmzotten regelrecht zerstört werden) kommt ebenfalls öfter als Begleiterkrankung bei der Hashimoto-Thyreoditis vor.[60] Aber Gluten hat sich auch generell in den letzten Jahren bei den Ernährungspäpsten zu einem echten ›Buhmann‹[61] entwickelt und steht im besonderen Verdacht, Autoimmunerkrankungen wie Multiple Sklerose, Rheumatoide Arthritis oder Diabetes mellitus Typ 1 auslösen zu können.[62]

Studien zu einem Zusammenhang zwischen dem Konsum von Gluten und der Hashimoto-Thyreoiditis sind aber bisher noch nicht zu absolut eindeutigen Ergebnissen gekommen, so dass es noch nicht als hundertprozentig gesichert angesehen werden kann, ob oder dass Gluten die Erkrankung auslöst und den Verlauf ungünstig beeinflusst.[63] Aber da die Hinweise darauf stark sind, dass der Verzicht auf Gluten im Besonderen und auf Kohlenhydrate im Allgemeinen Entzündungen im Körper positiv beeinflusst, empfehle ich diese Art von Ernährungsumstellung häufig. Und die positiven Rückmeldungen der Patienten geben mir recht. Auch sprechen die Blutwerte bei den Tests der echten Unverträglichkeiten nicht immer eine eindeutige Sprache: Bei der Zöliakie finden sich die Gewebstransglutaminase-IgA – und Gliadin- Antikörper im Blut (allerdings nicht unter glutenfreier Diät); bei einer sogenannten »Nicht Zöliakie-Glutensensitivität« lassen sich jedoch keine entsprechenden Antikörper nachweisen und hier werden die Darmzotten auch nicht zerstört. Diese Glutensensivität

---

[60] Zur Zöliakie siehe Teil II, Kapitel 6.

[61] Dieses Thema werde ich ebenfalls in Teil II noch weiter vertiefen, u. a. anhand von Davis (2013) und Perlmutter (2014).

[62] Vgl. z. B. Lerner / Matthias (2016). Dort wird auch der Zusammenhang zwischen ›Leaky Gut‹ und Autoimmunerkrankungen nochmals generell behandelt.

[63] Aber die Vermutung und Hinweise sind definitiv da, vgl. z. B. Beck (2016:86) und ganz neu: Liontiris / Mazopokakis (2017).

kann aber durchaus trotzdem schon ausreichen, um Entzündungen entstehen zu lassen oder ›anzufeuern‹. Bei strengem Verzicht auf Gluten ist es aber in beiden Fällen möglich, dass sich der Darm wieder völlig regeneriert.

SPURENELEMENTE, VITALSTOFFE UND VITAMINE BEI HASHIMOTO

Und nicht nur die Ernährung hat großen Einfluss auf einen positiven Krankheitsverlauf bei Hashimoto (und bei Autoimmunerkrankungen generell), sondern auch die Versorgung mit Vitaminen und Spurenelementen. Ich setze hierbei besonders auf Selen, Zink, B-Vitamine, Vitamin D3 und auf das natürlich entzündungshemmende Curcumin. **Selen** ist ein sogenannte Radikalfänger, ein Antioxidans, und wirkt entzündungshemmend. Antioxidantien üben eine Schutzfunktion für Eiweiße und auf Enzymsysteme aus und wirken günstig auf Autoimmunprozesse. Selen müssen wir uns von außen zuführen; es ist ein Spurenelement, das der Mensch nicht selbst herstellen kann. Wir müssen es also mit der Nahrung aufnehmen. Ein womöglicher Selenmangel jedoch lässt sich schwer feststellen, denn die Messung des Selenspiegels im Blut ist nicht immer repräsentativ für die Selenkonzentration in den Körperzellen. Vor allem Menschen, die sich rein vegetarisch ernähren, leiden oft an einem Selenmangel. In meiner Praxis substituiere ich bei Hashimoto Selen auch generell, unabhängig vom gemessenen Spiegel. Mit Bezug zu Hashimoto-Patienten ließ sich nachweisen, dass bei der täglichen Einnahme von einer bestimmten Dosis Selen die TPO-Antikörper um etwa 40 % absinken, was für ein Nachlassen der Entzündungsreaktion steht. Selen ist außerdem wichtig für die Umwandlung des Hormons T4 (Speicherform) in T3 (die aktive Form). Ein Selenmangel verschlimmert darum eine Schilddrüsenunterfunktion.[64]

Zink sollte ebenfalls **täglich** auf dem Substitutionsplan stehen. Eine regelmäßige Zinkeinnahme wirkt sich günstig auf die Infekthäufigkeit und das Allgemeinbefinden bei Hashimoto aus und unterstützt die Umwandlung von T4 in T3.[65]

---

[64] Vgl. Olivieri et alii (1995).

[65] Vgl. Nishiyama et alii (1994).

Auch die zusätzliche Gabe von **Vitamin D3** kann sinnvoll sein, wie generell bei Hormonstörungen, weil ihm ein die Hormone regulierender Effekt zugeschrieben wird und weil erste Studien zeigen, dass ein Vitamin D3-Mangel kausal mit Hashimoto-Thyreoditis verbunden ist.[66] Im Winter ist die Gabe sowieso angezeigt, weil durch die schlechten Lichtverhältnisse 80 % der Bevölkerung in unseren Breiten einen zu niedrigen D3-Werte haben. Und schließlich beeinflusst die Gabe von **Curcumin** auch die Konzentration der TPO-Antikörper im Blut positiv und lässt ihre Konzentration sinken. Darüber hinaus wird Curcumin nach heutigen Forschungsstand ein positiver Einfluss auf die Durchlässigkeit des Darms zugeschrieben. Ein solches ›Leaky Gut‹ (mehr dazu in Teil II) wird aktuell als (Teil-) Ursache von Autoimmunerkrankungen diskutiert, weil eine erhöhte Durchlässigkeit manchmal einher geht mit einem erhöhten Übertritt von Fremdstoffen ins Blut, die dort nichts zu suchen haben, nur Unheil anrichten und evtl. das Immunsystem zu überschießenden Reaktionen veranlassen. Auch korreliert sein Auftreten mit entzündlichen Darmerkrankungen wie Morbus Crohn oder Colitis Ulcerosa, denn die Entzündungen reizen oder schädigen die Schleimhaut und machen sie ›durchlässiger‹. So kommt u. U. auch eine Art Teufelskreis in Gang, weil das Leaky Gut dann wieder die Autoimmunreaktion befeuert.

Neben der schulmedizinisch üblichen Bestimmung und ggf. Substitution der Schilddrüsenhormone gibt es also noch einige weitere und sehr effektive Ansatzpunkte, um eine Schilddrüsenunterfunktion und/oder einen Hashimoto zu behandeln.

- Als erstes ist der Blick über den ›TSH-T4-T3-Tellerrand‹ wichtig, um Umwandlungs- oder Resorptionsstörungen auf die Spur zu kommen, die eine Wirksamkeit der Hormontherapie torpedieren können.

- Es lohnt sich immer, die Patienten bei den Geschlechtshormonen auf eine Östrogendominanz, bzw. einen Progesteronmangel hin zu untersuchen und die Hormone bei Auffälligkeiten mit bioidentischen Präparaten zu substituieren. Denn: Progesteron hat grundsätzlich einen guten Einfluss auf die Schilddrüsenfunktion.

- Dann ist die Gabe bestimmter Vitalstoffe und Spurenelemente nach Erfahrung bzw. nach Bestimmung der jeweiligen Spiegel wichtig. Selen, ggf.

---

[66] Vgl. Tamer et alii (2011).

auch Jod, Zink, verschiedene Vitamine (B-Komplex, C, D3) und das entzündungshemmende Curcumin tragen zum Erfolg der Behandlung bei.

- Ich empfehle auch immer, die Patienten sehr ausführlich zu befragen, um das gesamte Bild vervollständigen zu können. Ein besonderer Blick lohnt sich bei Schilddrüsenproblem auf eventuelle Schwermetallbelastungen, aber auch auf die Darmflora und auf Nahrungsmittelunverträglichkeiten (wie in den Patientengeschichten schon herausgearbeitet; mehr dazu in Teil II).

- Und last but not least ist ›Lebensstiländerung‹ ein ganz wichtiges Stichwort. Eine Ernährungsumstellung in den beschriebenen Formen, der Verzicht auf Alkohol und Nikotin und leichter, aber regelmäßiger Sport tragen bei Schilddrüsenproblemen enorm zu einer Besserung in jeder Hinsicht bei.

KAPITEL 3
GRUNDLOS MÜDE? WENN DIE NEBENNIEREN ERSCHÖPFT SIND

AUF DER SUCHE NACH URSACHEN: KOMPLEXE SYMPTOME UND GROSSER LEIDENSDRUCK

Kommen wir zu einer weiteren komplizierten Erkrankung, die mit unserem Hormonsystem zu tun hat. Als ›kompliziert‹ bezeichne ich sie nicht allein aufgrund der hormonellen und physiologischen Zusammenhänge, sondern vor allem wegen der großen Bandbreite der Symptome und deren Ausprägung. Extrem belastend für die Patienten ist dieses Krankheitsbild obendrein, denn zusätzlich zu den Symptomen erleben sie meist umfassende und sehr entmutigende Schwierigkeiten bei der Diagnostik, die sie den Weg zu der Erkenntnis, woran sie eigentlich leiden, als sehr langwierig empfinden lassen.

Körperliche Symptome wie starke Müdigkeit (vor allem am Morgen), Allergien, häufige Infekte, unerklärliche Gewichtsschwankungen (nach oben oder nach unten, je nach Schweregrad der Erkrankung) und psychische Zustände wie Depression, Angst, Panik und Konzentrationsschwierigkeiten, Schlaflosigkeit, ein Sich-Ausgebrannt-Fühlen und **Abgeschlagenheit** sind die häufigsten, aber eben auch indifferenten Beschwerden bei einer Schwäche der **Nebennieren**.

Der Leidensdruck ist bei dieser Erkrankung meist sehr hoch, weil sich die Patienten als stark geschwächt und im Alltag zunehmend eingeschränkt erleben. Das liegt auch daran, dass ein reibungsloses ›Funktionieren‹ heute in unserer Gesellschaft im Arbeits-, aber auch im Privatleben im wahrsten Sinne des Wortes groß geschrieben wird und sich sehr viele Menschen mehr und mehr über ihre körperliche und geistige Leistungsfähigkeit definieren: Im Job, beim Sport, zu geselligen Anlässen, ja sogar in Beziehungen erleben wir uns selbst am liebsten als sogenannte ›High-Performer‹. Bricht diese Leistungsfähigkeit weg oder verschwindet sie schleichend, kommt zu den lästigen, hinderlichen oder gar bedrohlichen körperlichen Symptomen ein psychischer Druck hinzu, der sich in einer Depression oder Angststörung ähnlichen Zuständen äußern kann. In einer Art Abwärtsspirale potenziert sich so das negative Erleben, und die Betroffenen verstehen sich und die Welt nicht mehr.

Darüber hinaus ist es so, dass die meisten meiner Patienten, die mit einer Nebennierenschwäche (NNS) zu mir kommen, bereits eine regelrechte ›Odyssee‹ durch Praxen und Kliniken hinter sich haben – häufig mit keinem oder nur sehr mäßigem Diagnose- und Behandlungserfolg. An dieser Stelle Kollegenschelte zu betreiben, ist aber überhaupt nicht mein Anliegen – das Krankheitsbild ist vielseitig und undeutlich, wenn man nicht genau weiß, wonach man sucht. Dabei steht häufig ein Ausschlussverfahren auf dem Programm, das sehr mühsam ablaufen kann. Oft kommen die Patienten nämlich einfach mit einem mehr oder minder ausgeprägten Schwächezustand in eine Praxis. Als spezialisierte Ärztin weiß ich dann ziemlich genau, wonach ich suchen muss, und habe oft den ›Vorteil‹, dass viele Ausschlussdiagnosen und das ›Business as usual‹ mit großem Blutbild und weiteren Standarduntersuchen schon im Vorfeld stattgefunden haben – meist ohne Befund, was von den Patienten mit einem lachenden und einem weinenden Auge aufgenommen wird. Mit einem lachenden Auge, weil sie so zunächst den Eindruck gewinnen, dass sie nichts ›Schlimmes‹ haben, und mit einem weinenden Auge, weil sie weiterhin ohne Diagnose dastehen und so auch keine Heilung stattfinden kann.

Wie komplex eine Symptomatik bei einer Nebennierenschwäche aussehen kann und welche ›Nebenkriegsschauplätze‹ bei einer Diagnose und während der Therapie auftreten können, illustriert die folgende Geschichte einer betroffenen Patientin.

EINE ZEHNTE PATIENTENGESCHICHTE

Wenn der Alltag zur Qual wird: Anne L., eine meiner ersten NNS-Patientinnen

Anne L. war 41 Jahre alt, als sie vor einigen Jahren zu mir in die Praxis kam. Beruflich sehr erfolgreich und im oberen Management eines großen Konzerns tätig, war ihre Arbeitslast enorm – in Prozent ausgedrückt vermutlich über 120 Prozent, samt Fortbildungen und Kursen, die sie teils besuchte, teils selbst gab. Und auch an den Wochenenden kam sie nur selten zur Ruhe, wälzte Akten und trieb sich zu weiterer Leistung an – etwa beim Lauftraining oder bei Bergtouren.

Nachdem sie zunehmend mit allgemeiner körperlicher Schwäche und Antriebslosigkeit zu kämpfen hatte, oft von wiederkehrenden Infekten geplagt wurde, ein ausgeprägtes prämenstruelles Syndrom (PMS) mit einer darauf folgenden sehr starken und schmerzhaften Periode (Dysmenorrhoe) entwickelt hatte und schließlich häufiger nachts mit Herzrasen wach wurde, schien ihr ein Arztbesuch unausweichlich. Der jedoch blieb zunächst ohne Ergebnis. Ein vom Allgemeinmediziner veranlasstes Blutbild ergab lediglich einen leichten Eisenmangel, der in der Folge behandelt wurde – ohne merkliche Folgen. Dann begann für Anne L. eine mühselige Irrfahrt durch verschiedene Praxen, die fast ein Jahr dauerte. Die Standarddiagnostik gab ihr Bestes: Nach dem Blutbild kamen die Leberwerte, die Nierenwerte, eine Blutdruck- und Pulsmessung, ein Lungenröntgen, ein Ultraschall der inneren Organe und schließlich ein Ganzkörper-MRI (Kernspintomographie) – alles ohne Ergebnis.

Eigentlich hätte die Patientin beruhigt sein sollen, aber die Diskrepanz zwischen den Untersuchungsergebnissen und ihrem Befinden war einfach zu groß: Mittlerweile nämlich sah sich Anne L. beinahe nicht mehr in der Lage, regelmäßig ins Büro zu gehen, weil sie just am Morgen ein so starkes Leistungstief hatte, dass sie kaum aus ihrem Bett aufstehen konnte. Ihren zwölf Stunden dauernden Arbeitstag meisterte sie nur mit äußerster Willenskraft. Abends dann fiel sie todmüde ins Bett, erwachte aber regelmäßig wieder zwischen ein und drei Uhr und sah sich geplagt von Grübeleien und kreisenden Gedanken.

Schließlich verschärfte sich ihre Situation weiter: Sie litt unter Konzentrationsschwierigkeiten, Vergesslichkeit, morgens verstärkt unter Schwindel und Übelkeit sowie Zittrigkeit, und die Haare begannen ihr auszufallen. An Sport war schon länger nicht mehr zu denken und ihr soziales Leben starb ebenfalls langsam ab, weil sie sich in ihrer seltenen Freizeit erholen musste, um während der Woche dann das Nötigste zu schaffen. Anne L. war mit ihrer körperlichen und geistig-seelischen Belastbarkeit am Ende, als sie endlich auf Empfehlung in meine Praxis kam. ›Ich bin nicht mehr ich selbst‹, klagte sie. ›Eigentlich bin ich topfit, mache viel Sport, arbeite intensiv und gerne und bin auch sehr erfolgreich in meiner Firma. Aber in den letzten Monaten habe ich das Gefühl, dass mir alles wegbricht, und ich nichts mehr im Griff habe. Ich bin nur noch müde oder krank, meine Motivation ist auf einem Tiefpunkt, ich kann nicht mehr regelmäßig ins Büro gehen und fürchte, dass hinter meinem Rücken schon schlecht über mich gesprochen wird. Und außerdem machen mir die wechselnden und hartnäckigen Symptome Angst.‹

Ich hörte aufmerksam zu und veranlasste zunächst ein Labor mit Hormon-, Neurotransmitter- und Schilddrüsenwerten sowie einen Test auf Schwermetallbelastung. Vor allem ersterer und letzterer Test erwiesen sich jeweils als Volltreffer. Das morgendliche Leistungstief hatte mich auf die richtige Spur gebracht. Die Cortisolwerte der Patientin waren im Keller und fast nicht messbar – das wies eindeutig auf schwer erschöpfte Nebennieren hin. Und auch eine Schwermetallbelastung war bei Anne L. gut messbar. Der Test ergab eine Belastung mit Blei und Quecksilber. Auf Nachfrage erzählte mir die Patientin, dass sie vor ein paar Jahren bei ihrem Zahnarzt eine Amalgamsanierung durchgeführt hatte, die jedoch nicht durch ausleitende Maßnahmen unterstützt worden war – das erklärte die Belastung durch Quecksilber. Zudem lebte sie im Herzen einer Großstadt, was durchaus, etwa durch die Luftverschmutzung, als Ursache der erhöhten Belastung mit Blei gelten konnte. Die weiteren Untersuchungsergebnisse waren ein Mangel an Serotonin, Dopamin und Adrenalin sowie grenzwertig tiefe Schilddrüsenwerte, ein Coenzym Q10-Mangel sowie der schon vom Allgemeinmediziner diagnostizierte Eisen-

mangel. Insgesamt eine recht komplexe Gemengelage, die wir vorrangig an zwei Punkten anpacken mussten – bei der Schwermetallbelastung und bei der Nebennierenschwäche.

Beim nächsten Termin teilte ich Anne L. meine Vermutung mit, dass sie an einer bereits recht ausgeprägten Nebennierenschwäche sowie einer Schwermetallbelastung leiden würde und versuchte, der Diagnose ein wenig den Stachel zu nehmen, indem ich ihr erklärte, dass diese Erkrankung eine Funktionsstörung sei und als solche wieder rückgängig gemacht werden könne: Denn die Nebennieren haben in der Tat die Fähigkeit, sich wieder zu regenerieren. Außerdem ließen sich die Schwermetalle ausleiten, wie ich ihr weiter erklärte.

Für sie jedoch schien die Diagnose zunächst verheerend, weil sie sehr darauf gehofft hatte, ein einfaches und eindeutiges Heilmittel, so etwas wie eine Tablette oder eine Spritzenkur, präsentiert zu bekommen, dass sie schnell wieder fit machen würde. Als ich ihr klar machte, dass es neben den ganzheitsmedizinischen und entgiftenden Maßnahmen zusätzlich auf sie, ihr Engagement, ihre Bereitschaft und ihre aktive Mitarbeit dabei ankommen werde, ihren Lebensstil umzustellen, verzweifelte sie ein wenig. ›Aber ich kann doch nicht …‹, begann sie … Aber sie konnte doch, wie sich bei andauerndem Leidensdruck herausstellte. Wir begannen die ›konzertierte‹ Behandlung mit der Schwermetallentgiftung …

Die lief bei Anne L. sehr intensiv ab: Sie klagte in den ersten 24 Stunden nach der Infusion über starken Schwindel sowie Kopf- und Muskelschmerzen. Zur Unterstützung der Entgiftung gaben wir noch Infusionen mit Vitamin C und ALA-Aminosäuren sowie einige homöopathische Mittel. Und auch die Leber galt es zu stärken, was wir mit bestimmten Tropfen sowie Leber-Galle-Tee vor dem Schlafengehen in die Wege leiteten. Erst nach all diesen entgiftenden Maßnahmen gingen wir dann zum nächsten Schritt über: Dabei stellte Anne L. zunächst ihre Ernährung komplett um. Sie reduzierte die Kohlenhydrate in ihrer Nahrung erheblich, verzichtete weitgehend auf Zucker und Alkohol, aß dabei aber viel Obst und Gemüse (häufig verarbeitet und in warmer Zubereitung) und achtete auf die Zufuhr von ausreichend pflanzlichem, aber auch tierischem Eiweiß.

Dann arbeiteten wir weiter: Mit Supplementen, zunächst zum Aufbau der tiefen Cortisolwerte, und mit Vitaminen sowie zusätzlich noch mit der Gabe von Dopamin und Serotonin sowie Selen zur Verbesserung der Schilddrüsenfunktion und mit diversen Vitaminen – Q10, Vitamin B5, Vitamin C, Magnesium, Aminosäurekomplex und Eisen. Zusätzlich empfahl ich der Patientin Entspannungstechniken und leichte Übungen aus Yoga oder Pilates. Meditation war ein weiteres Stichwort, und Anne L. nutzte zusätzlich noch entspannende Physiotherapie und Massagen.

Schließlich ging es Anne L. besser. Allerdings ging alles langsam und dauerte fast sechs Monate, weil die Patientin sich nicht in der Lage sah, ihr Arbeitspensum wesentlich zu reduzieren und auch Schwierigkeiten hatte, sich familiär abzugrenzen, etwa von Forderungen ihres Mannes nach ›aktiver Freizeit‹ (er meinte die Bergtouren, die nun nach meiner Empfehlung, genau wie das intensive Lauftraining, bis zu einer nachhaltigen Besserung erst einmal auszusetzen waren). Eine ständige Gefahr für die eigene Genesung war der Wille der Patientin zum wiederholten ›Vorpreschen‹: Immer, wenn wir mit der Therapie Land gewonnen hatten, und es ihr etwas besser ging, nahm sie sich zu viel vor und musste mit einigen Rückschlägen, Infekten und Erschöpfungszuständen dafür bezahlen. Schließlich aber stabilisierte sie sich unter meiner Behandlung. Wir kontrollierten weiterhin ihre Werte und heute ist sie wieder leistungsfähig, belastbar und arbeitet zu 100 Prozent.

WAS IST NEBENNIERENSCHWÄCHE EIGENTLICH?

Die Nebenniere ist der Hauptproduzent der **Stresshormone** im Körper. Die Nebennieren sitzen jeweils oben auf der einzelnen Niere und bilden dort diese (über-)lebenswichtigen Hormone. In der äußeren Schicht der Nebennieren, die auch ›Rinde‹ genannt wird, werden die Hormone **Cortisol, Aldosteron und DHEA** produziert, während das ›Mark‹ der Nebennieren **Adrenalin** und **Noradrenalin** produziert.

So weit, so gut, sollte man denken: Unser Körper ist im Grunde gut auf Stress eingestellt und hat über Jahrtausende eine funktionierende ›Hormonstrategie‹ entwickelt, um mit diesem Stress umgehen und bei Gefahr in Bruchteilen von

Sekunden auf die nötige ›Kampf- oder Fluchtreaktion‹ umzuschalten. Als wir noch in Höhlen wohnten, als Nomaden durch weite Ebenen zogen und mit dem Säbelzahntiger kämpfen mussten, war so gesehen auch noch alles in bester Ordnung. ›Schnell und intensiv‹ hieß damals die Devise, und es überlebte der, der alle seine körperlichen und geistigen Kräfte auf den Punkt getimed freisetzen und nutzen konnte. Auf Hochspannungssituationen folgten aber dann regelmäßig und immer wieder längere Entspannungsphasen, so dass alle Hormone sich wieder auf die normalen Werte regulieren konnten und die Nebennieren sich so automatisch regenerierten.

Heute aber haben wir es mit Stress zu tun, der in kleinen Einheiten und eigentlich dauernd auf uns einwirkt, und die Ruhephasen (wenn überhaupt vorhanden) sind viel kürzer und weniger intensiv – bekannte Stichworte dazu sind: exzessive Internetnutzung, ständige Erreichbarkeit über Smartphones und die zunehmende Vermischung der Arbeits- und der Privatwelt.

Das Cortisol spielt in diesem Zusammenhang eine Schlüsselrolle: Weil es ein so effektiv wirkendes Stresshormon und maßgeblich daran beteiligt ist, im Körper schnell Energie bereit zu stellen, wird es bei Stress ›bevorzugt‹ produziert. Cortisol hat im Stoffwechsel nämlich vor allem Effekte auf unseren Kohlenhydrathaushalt, den Fettstoffwechsel und den Proteinumsatz und sorgt so gezielt bei Stress für den nötigen ›Treibstoff‹. Aus diesem Grund vernachlässigt der Körper dann unter Stress die Produktionswege für die Synthese anderer, wichtiger Hormone, wie die der Schilddrüse oder der Geschlechtshormone wie Progesteron oder Östradiol. Alle übrigen Hormone und auch die Schilddrüsenfunktion werden also stark benachteiligt und in Mitleidenschaft gezogen. Und wenn das Stresssignal andauert, dann dauert auch diese fehlgeleitete und ungleichgewichtige Produktion an.

Zu Beginn einer einsetzenden Nebennierenschwäche haben wir es meist mit recht stark erhöhten Cortisolwerten zu tun. Im weiteren Verlauf der Erkrankung entgleist aber das Gesamtsystem und die Nebennieren ermüden, so dass die Cortisolproduktion weit unter das normale Niveau absinkt.[67] Dann droht das absolute Leistungstief: Mess- und fühlbar wird das vor allem am Morgen nach dem Aufwachen, wenn unser ›Motor‹ eigentlich leicht und locker anspringen sollte, damit wir dem Tag aufgeweckt und entspannt begegnen können. Wer aber eine ausgeprägte Nebennierenschwäche hat, fühlt nur eine bleierne Müdigkeit und eine Unfähigkeit, sich den ›drohenden‹ Anforderungen des Tages zu stellen.

TAGESVERLAUF DER KORTISOLWERTE IM SPEICHEL UNTER VERSCHIEDENEN STADIEN

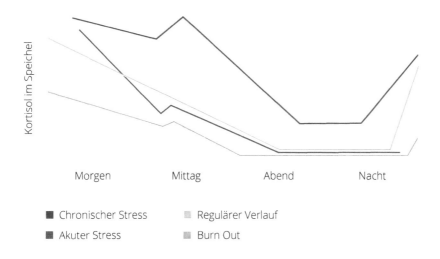

Wenn, wie bei Anne L., zusätzlich eine Vergiftung durch Schwermetalle vorliegt, ist ein Entgiftung als erster Schritt der ›Königsweg‹, weil eine Schwermetallbelastung, ähnlich wie beherdete Zähne, Narbengewebe oder chronisch entzündete Nasennebenhöhlen, sogenannte ›Blockaden‹ im Körper verursa-

---

67 Verschiedene Studien belegen Zusammenhänge zwischen von der Norm abweichenden Cortisolwerten und psychischen oder psychosomatischen Erkrankungen. So etwa für Depressionen: Grynderup (2013) oder für Bauchschmerzen ohne organische Ursache: Törnhage (2006).

chen kann. Diese Blockaden verhindern, dass bestimmte Behandlungen, wie etwa Akupunktur oder Osteopathie, dauerhaft wirken können. Um also einen Therapieerfolg zu erzielen, müssen solche Blockaden (oder auch ›Störfelder‹) zuerst identifiziert und behandelt werden. Das kann z. B. über Neuraltherapie funktionieren, aber bei Schwermetallen klappt das zuverlässig über die intravenöse Gabe eines Mittels namens DMPS (Dimercaptopropansulfonsäure). DMPS ist ein sogenannter Komplex- oder Chelat-Bildner, der im Körper befindliche Schwermetalle zu zusammenhängenden Komplexen bindet, die dann in der Folge über die Niere ausgeschieden werden können. Diese Entgiftungsmaßnahme löst die Schwermetalle aus dem Bindegewebe, wo sie vom Körper nach der Aufnahme ›zwischengelagert‹ wurden. Sie liegen dort zunächst vermeintlich sicher und stören nicht, aber wenn die ›Lagerkapazität‹ ausgeschöpft ist, führen sie zu Beschwerden wie etwa Neurodermitis, Ekzemen oder auch Kopfschmerzen und Müdigkeit – und sie blockieren eine Heilung durch bestimmte Therapien, wie oben beschrieben.

Doch nicht nur die Cortisolproduktion durchläuft eine bestimmte Entwicklung, wenn die Nebennieren ermüden. Selbstverständlich sind auch andere wichtige Hormone, die in den Nebennieren produziert werden, von der fortschreitenden Erschöpfung betroffen, so etwa das in der Nebennierenrinde produzierte DHEA und das (hauptsächlich) in den Nebennieren hergestellte Pregnenolon. Die Wechselwirkungen einer Nebennierenschwäche mit dem Feld der Geschlechtshormone liegen auf der Hand, weil auch in den Nebennieren einiges an Steroidproduktion abläuft: Wenn z. B. in der Anfangsphase des Erschöpfungszustandes der Nebennieren das Cortisol ansteigt, um mit dem Stress fertig zu werden, werden dadurch Progesteron-Rezeptoren blockiert und reagieren dadurch weniger intensiv auf Progesteron. Die Progesteronproduktion in den Nebennieren wird also zugunsten des Cortisols gestoppt. Ohne genügend Progesteron aber droht z. B. eine Östrogendominanz, wie in Kapitel eins oben beschrieben. Es ist kein Zufall, dass die Wechselwirkung kulminiert, wenn Frauen 30-40 Jahre alt, in der Prämenopause sind und sich zusätzlich zuhause und im Beruf enorm beweisen müssen.

Die Grafik zeigt den Verlauf der Hormonkurve bei einer zunehmenden Erschöpfung der Nebennieren und die folgende Patientengeschichte wirft weiteres Licht auf diese Zusammenhänge:

HORMONVERLAUF BEI ZUNEHMENDER ERSCHÖPFUNG DER NEBENNIEREN

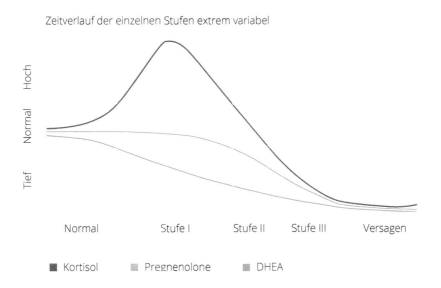

Zeitverlauf der einzelnen Stufen extrem variabel

Hoch / Normal / Tief

Normal Stufe I Stufe II Stufe III Versagen

■ Kortisol   ■ Pregnenolone   ■ DHEA

EINE ELFTE PATIENTENGESCHICHTE

Wichtige Konvergenzen: Nebennierenschwäche und Mangel bei den Geschlechtshormonen

Zu mir in die Praxis kam eine Kollegin, selbst Ärztin und 45 Jahre alt. Sie war in einem Krankenhaus tätig und dort ständig einer enormen Arbeitsbelastung ausgesetzt. Zusätzlich stand sie kurz vor dem Abschluss eines weiterführenden Master-Studiengangs und kümmerte sich regelmäßig um ihre Mutter, die trotz einer (leichten) Demenzerkrankung weiterhin zuhause wohnen wollte. Die damit verbundenen Besuche und die notwendige Betreuung waren Sophie M. wichtig, gingen aber zu Lasten ihrer ohnehin schon knappen Freizeit.

Im Gespräch begann Sophie M. fast sofort zu weinen: Sie wisse sich keinen Rat mehr; klar sei ihr nur, dass sie so nicht weitermachen könne. Eine massive Er-

schöpfung habe von ihr Besitz ergriffen. Sie leide unter schweren Schlafstörungen und habe insbesondere Schwierigkeiten mit dem Durchschlafen. Oft grübele sie stundenlang über ihre Situation nach, während sie wach liege. Häufig müsse sie auch nachts mehrfach aufstehen, um Wasser zu lassen. Dazu kämen heftige Kopf- und Nackenschmerzen oder auch Magenschmerzen, viele Infekte, eine generelle Antriebslosigkeit, Herzklopfen und Unruhe. Nichts mache ihr aktuell wirklich Freude, berichtete sie weiter, auch nicht der Sport, was sie verwundere, denn früher sei sie viel gejoggt und auch gewandert. Heute hätte sie eher den Eindruck, dass sie solche Aktivitäten noch zusätzlich erschöpften, denn wenn sie sich mal dazu aufraffe, sei sie danach ein bis zwei Tage komplett ausgeschaltet. Dazu ärgere sie sich über eine Gewichtszunahme ohne offensichtliche Ursache, weil sie nicht mehr oder anders esse als zuvor. Ein zunächst konsultierter Kollege hatte lediglich einen Eisenmangel festgestellt und ihn per Infusion substituiert, jedoch ohne, dass sich ihre Beschwerden gebessert hätten.

Ich hörte Sophie M. aufmerksam zu und erklärte ihr meine Herangehensweise. Zunächst würden wir ein ausgiebiges Labor veranlassen und dann aufgrund der Ergebnisse unser weiteres Vorgehen planen. Sie beruhigte sich, fasste Vertrauen und wir begannen mit den Tests. Bevor sie ging, gab ich ihr noch etwas zur allgemeinen Stärkung sowie für den Schlaf mit und empfahl ihr, ein bestimmtes, hoch dosiertes Vitaminpräparat einzunehmen. Die Testergebnisse waren dann, wie ich sie vermutet hatte und wiesen auf eine Nebennierenschwäche hin, die neben den Stresshormonen auch noch die Geschlechtshormone betraf: Es fanden sich sehr tiefe Cortisolwerte im Speichel mit einem fehlenden ›Morgenpeak‹ (was typisch für Erschöpfung und die beschriebene Leistungsintoleranz ist) und tiefe Werte für Serotonin, Dopamin und Adrenalin/Nordadrenalin. Damit war klar, dass Sophie M. tatsächlich an einer ausgeprägten Nebennierenschwäche litt. Darüber hinaus fanden wir einen Vitamin B12- und Folsäure-Mangel und auch das Vitamin D war sehr niedrig, trotzdem wir während der Sommermonate getestet hatten. Dazu kam ein hoher oxidativer Stress mit deutlicher Überlastung des antioxidativen Schutzsystems – das Verhältnis von freien Radikalen zu Antioxidantien (bestimmte Enzyme, Vitamine und Spurenelemente) war ungünstig. Bei dem notwendigen ›Blick über den Tellerrand‹ auf die Lage bei den Geschlechtshormonen zeigten sich ein leichter Progesteronmangel, das DHEA im unteren Bereich und schon ein starker Pregnenolonmangel. Leber-, Nieren- und Schilddrüsenwerte, Elektrolyte etc. waren unauffällig.

Nach Vorliegen der Befunde substituierten wir das Dopamin sowie Serotonin und das Cortisol; dies durch ein tierisches Präparat. Die Vitamine B12 und D gab ich per Injektion und wir begannen zusätzlich mit einer engmaschigen Eigenbluttherapie und Aufbauinfusionen. Osteopathie half der Patientin gegen ihre Kopf- und Nackenschmerzen. So ging es Sophie M. bereits nach zwei bis drei Wochen besser. Das allerdings brachte die Gefahr mit sich, dass sie sich gleich wieder zu stark forderte und ihr Aktivitätspegel nach oben schoss. Sie merkte jedoch schnell, dass dies ein neuerliches Abrutschen in die Erschöpfung auslöste, war deshalb für meine kleinen, korrigierenden Ermahnungen offen und konnte sich innerhalb der nächsten Wochen deutlich konsolidieren.

Sie erwachte in der folgenden Zeit nur mehr ein bis zweimal pro Nacht, schlief dann aber meist rasch wieder ein. Ihre Ängste und das Herzklopfen verschwanden daraufhin schnell und gleichzeitig besserte sich ihr Antrieb. Im nächsten Schritt nahmen wir dann die Ungleichgewichte bei den Geschlechtshormonen in Angriff und substituierten das Pregnenolon und das DHEA. Die Progesteronwerte kamen dann bei der ausreichenden Gabe der Hormonvorstufen schnell von selbst ins Gleichgewicht. Mit zunehmender Kräftigung verspürte Sophie M. dann auch wieder Lust auf Sport, doch ich bremste sie da ein wenig und empfahl ihr, nur regelmäßig Spaziergänge zu machen, die sie ganz langsam ausdehnen konnte. Ich gab ihr im Weiteren noch Ernährungsempfehlungen, mit denen sie ihren Zustand noch weiter stabilisieren konnte: Sie reduzierte die Kohlenhydrate und aß neben viel Eiweiß (v.a. durch Fisch und Hülsenfrüchte) viel Gemüse und Obst. Dabei bereitete sie sich nach Möglichkeit warme Mahlzeiten zu, um ihren Energiepegel weiter oben zu halten. Weiterhin reduzierte sie ihre Zufuhr von Alkohol und Zucker.

Das alles war schon genug, damit die Patientin sich wieder auf dem richtigen Weg fühlte. Äußerst positiv war darüber hinaus, dass Sophie M. unter der Behandlung auch begann, eine viel bessere Körperwahrnehmung zu entwickeln und daraufhin Beschwerden wie Kopf- oder Magenschmerzen nicht mehr ignorierte oder durch ein Schmerzmittel unterdrückte. Jetzt gönnte sie sich nach Möglichkeit eine Pause, wenn sie solche Reaktionen ihres Körpers spürte. Zusätzlich hatte sie auch Meditation und Yoga in ihren Tagesplan integrieren können. Aktuell arbeitet sie nun wieder ihre gewohnten 120 Prozent, ist gut belastbar, fühlt sich psychisch und physisch gut und macht auch wieder *regelmäßig Sport. Nach der Konsolidierung haben wir eine Substitution mit einzelnen Vitaminen beibehalten, dass Pregnenolon ebenso wie das DHEA wieder reduziert und uns in der Folge in eine leichte Progesteronbehandlung eingeschlichen, um ihrem Prämenopausen-Status Rechnung zu tragen.*

EXKURS: DIE BOTENSTOFFE DER GESUNDHEIT – NEUROTRANSMITTERMANGEL AUSGLEICHEN

Die Informationsverarbeitung in unserem Gehirn funktioniert, weil die Netzwerke der Nervenzellen über Synapsen miteinander im Austausch stehen und kommunizieren. Aber wie genau funktioniert das? Zuerst vermuteten Wissenschaftler, dass zwischen den Zellen elektrischer Strom fließt – eine naheliegende Theorie, denn schließlich wird innerhalb jeder einzelnen Nervenzelle Information tatsächlich auf diese Weise weitergeleitet. Und so gibt es eben auch ›elektrische Synapsen‹, die z. B. Neuronen verbinden, sogenannte ›gap junctions‹. Allerdings gibt es davon nicht so viele und sind sie in unserem Nervensystem in der Minderheit. Die meisten Synapsen kommunizieren auf chemischem Wege miteinander, und die Botenstoffe, die an chemischen Synapsen Informationen übertragen, nennt man Neurotransmitter. Ein Mangel an bestimmten Neurotransmittern kann also zu einem Ungleichgewicht und zu Fehlern in der übertragenen Information führen – mit teilweise schwerwiegenden Folgen. In meiner Praxis kontrolliere ich bei den Patienten meistens die Spiegel der wichtigsten Neurotransmitter und im Folgenden gebe ich einen kurzen Überblick dazu, warum und welche:

SEROTONIN

Serotonin geistert seit Jahren als das ›Glückshormon‹ durch Presse und Medien. Das ist nicht falsch, aber der Ausdruck schränkt die Wirkung des Serotonins ein und wird ihr nicht ganz gerecht. Denn das Serotonin hat viele verschiedene komplexe Funktionen in unserem Organismus. Davon nicht die kleinste ist, dass es für den richtigen Tonus unserer Blutgefäße sorgt und unter anderem für die Körpertemperatur. Unsere ›Grundbedürfnisse‹ Schlaf und Hunger sowie unsere Libido sind vom Serotonin mitgesteuert. Eine gute Verdauung und ein ausgeglichenes Gemüt beruhen ebenfalls auf guten Serotonin-Spiegeln. Serotonin ist also ein Multitalent, das in der Körperperipherie als Gewebshormon und im Nervensystem in einer Schlüsselfunktion als Neurotransmitter wirkt. Es kommt unter anderem im Zentralnervensystem, im Darmnervensystem, in unserem Herz-Kreislauf-System und im Blut vor.

Ist das Serotonin im Mangel,[68] können Symptome vom Reizdarm bis Schwindel über Migräne bis hin zur Depression mit Angstattacken, Schlaf- und Essstörungen auftreten. Die Symptome ›clustern‹ sich, je nachdem, wo der Mangel evident wird. Bei einem Mangel im ZNS betreffen die negativen Effekte eher unser Verhalten und unsere Kognition. Dann treten besagte Ängste bzw. Depressionen oder auch Lern- und Gedächtnisstörungen auf. Ein Mangel im Gewebe dagegen ist mehr mit Entzündungsanfälligkeit, Störungen der Wundheilung, Migräne, schlechter Zellregeneration generell, gestörte Insulinsekretion und Melatoninmangel (s.u.) assoziiert.

Ein solcher Serotoninmangel kann durch verschiedene Faktoren begünstigt werden und sich dann im Körper manifestieren:

- Es gibt verschiedene Stoffe, die zur Synthese von Serotonin benötigt werden. Dazu gehören u. a. B-Vitamine, Zink, Vitamin D, Omega 3 Fettsäuren. Liegt hierbei eine Unterversorgung vor, kann die Serotoninsynthese gestört sein.
- Chronischer Stress oder chronische Entzündungen mindern die Serotoninsynthese.
- Genetische Störungen (Serotoninproduktion, -rezeptoren etc.)
- Darmerkrankung (hier wird Serotonin vernehmlich produziert)

Eine Kombination aus mehreren Faktoren ist übrigens sehr häufig zu finden. Bei Verdacht auf einen Mangel bringt eine Urinuntersuchung schnell Klarheit, die die Metaboliten des Serotonins zuverlässig misst. ›Gesunde‹ Spiegel bewegen sich zwischen 130 und 210 µg/g. Ist der Spiegel niedriger, kann man, um eine Normalisierung zu erreichen, entlang der Faktoren ›angreifen‹, die den Mangel auch ausgelöst haben: Substituierung von B-Vitaminen, der relevanten Hormone und der ›Präkursoren‹ (Stoffwechselvorgänger) von Serotonin, näm-

---

[68] Im Folgenden beziehe ich mich stark auf Römmler (2010).

lich L-Tryptophan bzw. 5-Hydroxytryptophan,[69] sowie Lebensstiländerungen können zu einem gesundem Serotoninspiegel und einer deutlichen Besserung oder einem Verschwinden der Beschwerden führen.

MELATONIN

Melatonin wird in der Zirbeldrüse im Zwischenhirn aus dem oben beschriebenen bekanntesten aller Neurotransmitter, dem Serotonin, synthetisiert. Schon seit den 1980er-Jahren wird eine positive Wirkung von Melatonin bei Schlafstörungen oder Jetlag erforscht, und mittlerweile wird Melatonin im Rahmen der sogenannten ›Chronotherapie‹ häufig eingesetzt, weil seine Wirkung gut belegt ist. Es fördert vor allem den erholsamen Tiefschlaf auf natürliche Weise und hat dabei nur ein sehr geringes Gewöhnungspotenzial, ganz im Gegensatz zu Schlafmitteln wie Benzodiazepinen (die im Übrigen die gesunde Produktion von Melatonin unterdrücken und die Situation dadurch immer weiter verschärfen, sowie zu lange wirken und ein ›verkatertes‹ Aufwachen verursachen können). Bei Jetlag (einer ›exogenen‹ Schlafstörung) etwa ist es empfehlenswert, Melatonin gegen 22 oder 23 Uhr in der neuen Zeitzone zu nehmen, um wieder in einen normalen Schlafrhythmus zu finden. Aber auch bei ›endogenen‹ Schlafstörungen hat Melatonin sich bewährt und hilft ›Nachteulen‹, die erst zwischen zwei und drei Uhr morgens ins Bett finden und dann bis elf Uhr morgens schlafen, zu alltagstauglicheren Schlafzeiten zurückzufinden. Dazu nimmt man den Wirkstoff am frühen Abend ein und unterstützt diese Behandlung morgens mit einer Lichttherapie.[70]

Weitere nützliche und wohltuende Wirkungen des Melatonins werden in der Forschung intensiv diskutiert, wobei die Notwendigkeit weiterer und aussagekräftiger Studien betont wird.[71] Die vorhandenen Ergebnisse[72] geben aber Anlass zu Optimismus und sind recht vielfältig. Der generelle Tenor der Forschungen liefert Hinweise darauf, dass Melatonin antioxidativ, krebshemmend, sowie neuro- und kardioprotektiv wirkt. Im Klartext bedeutet das etwa

---

[69] Vgl. hierzu für mehr Informationen speziell Römmler/Römmler (2010).

[70] Vgl. Fauteck (2017).

[71] Vgl. Posadzki et al. (2018).

[72] Vgl. zur nachgewiesenen Wirkung des Melatonins: Schmitt-Homm/Homm (2014:392) und (2014:211).

für Krebspatienten, dass es die Überlebenszeit (z. B. bei Prostatakrebs) verlängert, indem es die zytotoxische Wirkung von NK-Abwehrzellen (Natural Killer-Cells) verstärkt. Eine tägliche Substitution dieser Patienten mit Melatonin unter regelmäßiger Kontrolle scheint sich positiv auszuwirken; allerdings fehlen dazu noch entsprechende Langzeitstudien. Bei diesen Patienten liegen auch oft im Vorfeld niedrige Melatoninspiegel vor, die im Speichel gemessen werden und sich unter der Substitution dann verbessern.[73] Umgekehrt gibt es eine Studie, die zeigt, dass Frauen mit einem gesunden Melatoninspiegel seltener an Brustkrebs erkranken als andere.[74]

Vor allem die den gesunden Schlaf fördernde Wirkung von Melatonin erklärt die Hinweise aus Studien auf seine guten Auswirkungen auf das Herz-Kreislauf-System und unseren Stoffwechsel: Blutdruck und Herzfrequenz normalisieren sich und die Serumwerte für Insulin und die schädlichen Fette (Triglyceride) sinken. Darüber hinaus gibt es Anzeichen für eine die Zellen schützende Wirkung nach Schlaganfall sowie eine stabilisierende Wirkung auf die Gedächtnisleistung von Alzheimer-Patienten.[75] Weiterhin schützt Melatonin vor der nervengiftartigen Wirkung von Alkoholkonsum und stört die oben schon beschriebene, negative Wechselwirkung von Alkohol und Östrogen.[76]

Das vielseitige Wirkungsspektrum erklärt sich daraus, dass Melatonin in verschiedenen Formen vorliegt: Das zelluläre Melatonin hat die beschriebenen die Zellen schützenden Wirkungen, das pineale Melatonin wirkt auf den Schlaf-/Wachrhythmus und das intestinale Melatonin hat vielfältige Aufgaben bei der Steuerung des Darmes. Gemäß diesen vielen Ansatzpunkten kann eine Störung im Melatonin-Haushalt des Körpers sich auch auf ganz verschiedenen Ebenen äußern. Ein erster Schritt zu einer zielführenden Diagnose ist dann immer eine morgendliche Blutuntersuchung, die mögliche Abweichungen des Melatonin-Spiegels offen legt.[77] Ich empfehle aber auch einen nächtlichen Speicheltest,

---

[73] Vgl. https://www.ksw.ch/app/uploads/2017/04/URO_Prostatakarzinom_und_Ernaehrungs-faktoren.pdf, letzter Zugriff am 11.4.2018.

[74] Vgl. https://www.medical-tribune.ch/medizin/fokus-medizin/artikeldetail/mythen-ueber-melatonin-im-studien-check.html, letzter Zugriff am 10.4.2018.

[75] Ebd.

[76] Vgl. Schmitt-Homm / Homm (2014:393).

[77] Vgl. Römmler (Hrsg.), 2014.

der sehr genaue Resultate liefert und leicht zwischen zwölf und zwei Uhr Nachts durchzuführen ist, etwa wenn die Patienten sowieso wach liegen oder erwachen.

Von einer Selbstmedikation rate ich immer ab. Es gilt grundsätzlich, immer erst die Ursache für die veränderten Spiegel[78] zu analysieren und die Substitution dann fein abzustimmen und engmaschig zu kontrollieren.

DOPAMIN

Dopamin ist ein weiterer wichtiger Neurotransmitter, der vorwiegend in Nervenenden und im Mark der Nebennieren gebildet wird. Seine Funktion ist vorwiegend er- bzw. anregend und er fungiert auch als Vorstufe des Stresshormons Noradrenalin bzw. beruht auf derselben Aminosäure, dem Tyrosin. Seine psychische Funktion liegt hauptsächlich in dem, was wir umgangssprachlich als ›Drive‹ bezeichnen: Dopamin gibt uns Antrieb und wirkt motivationssteigernd. Ein Mangel von Dopamin resultiert dagegen in Mutlosigkeit, Entscheidungsunfähigkeit, Gedächtnisstörung und kommt nicht selten vor. Unter Substitution bei Mangel, fühlen sich die Patienten rasch deutlich besser.

Zellen, die Dopamin zur Informationsübertragung nutzen (›dopaminerge Zellen‹) finden sich fast im gesamten Zentralnervensystem, aber zwei Neuronengruppen sind dabei von besonderer Wichtigkeit. Eine davon befindet sich im Mittelhirn und ist für die Steuerung willkürlicher Bewegungen wichtig: Degenerieren die dopaminergen Zellen dort, kann das zu motorischen Störungen führen. Wie beim M. Parkinson, wobei die Symptome dieser Krankheit meist Ausdruck eines gestörten Gleichgewichts im Gehirn zwischen den Neurotransmittern Dopamin, Acetylcholin und Glutaminsäure sind. Die Störung wird durch die Degeneration von dopaminergen Neuronen in bestimmten Zentren des Großhirns ausgelöst.[79]

---

[78] Das können z. B. Stress, die Einnahme bestimmter Medikamente, Alteraspekte oder Störungen im Serotoninsystem sein, vgl. Roemmler (Hrsg.) 2014.
[79] Vgl. https://www.deutsche-apotheker-zeitung.de/daz-az/1997/daz-25-1997/uid-2017, letzter Zugriff am 3.8.2018.

Der Dopaminwert lässt sich einfach über eine morgendliche Urinuntersuchung bestimmen.

GABA

GABA oder ›Gamma-Aminobuttersäure‹ hat als Neurotransmitter eine hemmende Wirkung und wird gerne als ›Eckstein des beruhigenden Systems‹ im Körper bezeichnet. In diesem Sinne ist GABA auch einer der Antagonisten von z. B. Dopamin und verhindert eine Reizausbreitung im Nervensystem oder auch eine ›Reizüberflutung‹ des Nervensystems. Es hilft dabei, die eingehenden Signale zu ›filtern‹ und ist darum sehr wichtig. Denn für eine optimale Gehirnfunktion müssen sich die anregenden und die beruhigenden Einflüsse in Balance halten – je nach Situation natürlich und nicht immer gleichzeitig, aber ein Gleichgewicht oder ein Abwechseln von Anspannung und Entspannung ist essenziell für eine gesunde Psyche und ein Wohlfühlen.

So kann übermäßige Erregung zu Anfällen aller Art, zu Angstzuständen oder Schlaflosigkeit führen, während eine zu starke Hemmung der Signalaktivität die Betroffenen in einen unkoordinierten und wie ›betäubten‹ Zustand bringt. Die hohen GABA-Konzentrationen, die im Hypothalamus im Gehirn gemessen werden, weisen darauf hin, dass es eine große Rolle in der Steuerung des Hypothalamus bzw. der Hypophyse spielt und somit sowohl für die Regulierung des parasympathischen Nervensystems als auch für die Aktivität des hormonellen Steuerungszentrums mit verantwortlich ist.

Zu niedrige Spiegel von GABA werden in der Literatur mit Angststörungen, Depressionen oder bipolaren Störungen in Verbindung gebracht. Mögliche Ursachen sind schlechte Ernährung, Dauerstress oder genetische Faktoren. Beim Vorliegen von letzteren sind die GABA-Rezeptoren häufig uneinheitlich geformt und ist die Aufnahme somit gestört, oder es liegen Hemmstoffe am Rezeptor vor, die die Aufnahme behindern. Zu niedrige Serotonin-Spiegel hemmen ebenfalls die Aktivität von GABA, weil Serotonin die Interaktion der GABA-Rezeptoren unterstützt. Außerdem spielt das Vitamin B6 eine Schlüsselrolle bei der Synthetisierung von GABA, so dass bei einem GABA-Mangel dieser Spiegel unbedingt mit kontrolliert werden muss.

Eine Substitution mit GABA dagegen ist meist frei von Risiken und kann viele wohltuende Wirkungen entfalten, so etwa:

- die Regulierung eines grenzwertigen hohen Blutdrucks,
- eine Angst lösende bzw. Depressionen mindernde Wirkung,
- einen positiven Einfluss auf das PMS,
- eine positive Wirkung von Insulin und somit eine regulierende Wirkung auf den Blutzucker und
- einen den Appetit mindernden Einfluss.

Dabei hat die kontrollierte Gabe von GABA keine nennenswerten Nebenwirkungen.

AUSBLICK

Das war also die Reise durch unser Hormonsystem, die Ihnen als Leser hoffentlich viele Fragen beantwortet und viele Anregungen gegeben hat, wie Sie mit Beschwerden umgehen können, wo Sie noch mehr Informationen und Literatur zu einzelnen Themen finden und welche Themen Sie mit dem Arzt Ihres Vertrauen besprechen könnten. Im zweiten Teil des Buches wird es um ein nicht minder komplexes System gehen, das sich ebenfalls Nutzen- und Gesundheit bringend ganzheitlich behandeln lässt – den Darm.

TEIL II:
WIE ICH DEN DARM GANZHEITLICH BEHANDELE

ÜBER SYSTEME, WECHSELWIRKUNGEN UND SCHNITTSTELLEN

Zu Beginn dieses zweiten Buchteils nun eine besonders interessante Patientengeschichte, die ihren Schwerpunkt noch in einer Problematik bei den Geschlechtshormonen hat, dabei aber ein besonderes Schlaglicht auf das komplexe Wechselspiel der Systeme im Körper insgesamt und auf die Rolle des Darmes im Besonderen wirft …

EINE ZWÖLFTE PATIENTENGESCHICHTE

Hormone, Histaminintoleranz und Darmflora im Wechselspiel:
Die Geschichte von Diana G.
Als Diana G. das erste Mal mein Sprechzimmer betrat, war ich beeindruckt: Die laut ihres Anamnesebogens 41-jährige Psychologin war äußerst attraktiv. Mit ihrem Designer-Kostüm, den passenden Schuhen und ihrer hoch modernen Frisur wirkte sie perfekt gestylt. Außerdem machte sie einen sehr intelligenten und äußerst kontrollierten Eindruck. Bei näherem Hinschauen und während unseres Gespräches konnte ich jedoch mehr als einen nur kurzen Blick hinter diese schöne Fassade werfen: Sie war alles andere als entspannt und ihrem Perfektionismus haftete etwas leicht Zwanghaftes an. Als sie mir ihre Geschichte erzählte, konnte ich mir einen Eindruck davon verschaffen, wie ihr Krankheitsbild

möglicherweise mit ihrer Persönlichkeit verbunden sein konnte: Sie war nämlich schwer geplagt von einer beinahe täglich auftretenden Migräne. Am heftigsten litt sie unter den Schmerzen während der Menstruation, aber sie traten auch periovulatorisch (um den Zeitsprung des Eisprungs herum) auf; dies immer im Wechsel mit schwerem Spannungskopfschmerz (dieser war ohne die für die Migräne typische Übelkeit). Im weiteren Verlauf ihres Berichtes entdeckte ich auch Hinweise auf einen Medikamentenübergebrauch, der seinerseits wieder einen typischen Kopfschmerz (›MÜKS‹ genannt) auslösen kann. Aufgrund der beinahe täglichen Einnahme von Schmerzmitteln, auch in Kombination mit Triptanen (speziellen Medikamenten zur Migränebehandlung), lag diese Vermutung nahe. Triptane sind nämlich nicht leicht zu handeln: Einerseits sind sie wegen ihrer Wirksamkeit wahrlich ein Segen, setzen aber andererseits eine ganz spezielle Einnahme voraus: Sie dürfen nicht zu oft eingenommen werden, weil sie sehr viele unerwünschte Nebenwirkungen haben können, unter anderem eben den Spannungskopfschmerz, aber auch Herzbeschwerden und andere mehr.

Damit aber war die Liste der Beschwerden von Diana G. noch nicht ausgereizt: Sie litt häufig unter depressiver Stimmung und Erschöpfung sowie unter verminderter Stressresistenz. Vor ihrer Menstruation hatte sie häufig zehn (!) Tage lang mit PMS zu kämpfen und verspürte Stimmungsschwankungen, generelle Gereiztheit und lästige Gewichtszunahmen mit Wassereinlagerungen im Körper. Weiterhin hatte sie Darmbeschwerden mit viel Meteorismus (Blähungen) und einer Neigung zum Wechsel zwischen Obstipation (Verstopfung) und Diarrhoe (Durchfall).

Ein Darm-, Hormon-, Histamin-, Vitamin- und Neurotransmitter-Check ergab zunächst eine auffällige Darmflora, nämlich eine Dysbiose (Fehlbesiedelung) mit Pilzen (Candida) und ein erhöhtes Zonulin (das ist ein Regulatorprotein, dass die Durchlässigkeit der Darmschleimhaut regelt). Das war ein wichtiger Hinweis auf eine der möglichen Ursachen für die Migräne und die depressiven Stimmungen und wies darüber hinaus auf ein ›Leaky-Gut‹ hin. Weiterhin ergaben die Proben Hinweise auf eine Histaminintoleranz und die Blutuntersuchungen einen Mangel an Vitamin D, Zink (als Spurenelement wichtig u. a. für Darmflora und gegen Migräne) B12 und Eisen. Diana G. hatte früher schon Eiseninfusionen bekommen, weil ihre Menstruation so stark war. Ihr Serotonin-Spiegel lag dagegen im Normbereich; hierin lag also keine Ursache für die Migräne, dem Reizdarm oder die Depressionen der Patientin.

Auf dem richtigen Weg: Substitution der Mängel

Wir mussten also im übertragenen Sinne an mehreren Fronten angreifen und dabei auch noch schrittweise vorgehen: Zunächst wollte ich, dass die Patientin etwas ›runterkommt‹ und verschrieb ihr darum Magnesium und ein homöopathisches Komplexmittel, um ihre allgemeine Anspannung zu reduzieren und dem ständigen ›Gedankenkreisen‹, das sie beklagte, entgegen zu wirken. Dann gingen wir an den Wiederaufbau der Darmflora, wobei wir dort zuerst den Darmpilz bekämpfen mussten. Dafür bekam sie ein spezielles, nur im Darm wirkendes Antimykotikum. Um die bei der Therapie freiwerdenden Giftstoffe sicher auszuleiten, entgifteten wir mit Magnesiumperoxid, das idealweise gleichzeitig der Verstopfung zu Leibe rückte, weil es auch leicht abführend wirkt. Nach gelungener Entgiftung bekam Diana G. dann über längere Zeit die Probiotika zum Aufbau der Darmflora zusammen mit bestimmten Bitterstoffen und Glutamin. Unter dieser Gabe verbesserte sich auch ihr ›Leaky Gut‹.

Bei unserem folgenden Termin brachte ich das Thema ›Ernährungsumstellung‹ zur Sprache, denn die Histaminintoleranz der Patientin wäre darüber gut zu behandeln gewesen und es war mit Blick auf die Kopfschmerzen dringend notwendig, den Histaminspiegel zu senken. Eine solche Umstellung aber lehnte Diana G. kategorisch ab: Sie schilderte mir, wie nötig sie ihr tägliches Glas Rotwein am Abend liebte, ja brauchte, und wie sehr sie dazu auch ihre Bitterschokolade schätzte. Ich versuchte ihr klar zu machen, dass sie sich ausgerechnet mit diesen beiden Genussmitteln überhaupt keinen Gefallen tat und mit ihnen quasi einen Teufelskreis auslöste: Denn Rotwein und Bitterschokolade enthalten beide viel Histamin, und Rotwein blockiert noch dazu dessen Abbau im Körper und treibt so das Histamin erst recht hoch. Aber an dieser Stelle kämpfte ich gegen Windmühlen, weil Diana G. den Verzicht auf ihre beiden ›Lieblinge‹ rundheraus ablehnte. Also griffen wir zu einer Alternative und ich verschrieb ihr ein Antihistaminikum, um den Histaminspiegel medikamentös unter Kontrolle zu bringen.

Das gelang dann auch, und unter all diesen Maßnahmen ging es der Patientin innerhalb von vier Wochen schlagartig besser. Vor allem die Migräne hatte deutlich nachgelassen und quälte sie nur noch zweimal im Monat zu gut vorhersagbaren Zeitpunkten (während der Menstruation und um den Zeitpunkt des Eisprungs). Außerdem brauchte sie nun weniger Schmerzmittel, weil sie besser auf die Medikamente ansprach. Auch ihr Schlaf wurde besser und damit ihre gesamte Konstitution. Es blieb ein Rest Müdigkeit bzw. Reizbarkeit und auch das PMS hatten wir noch nicht im Griff. Der Darm aber sprach sehr gut auf die Behandlung an: Die Blähungen wurden weniger und die Verdauung besserte sich, wurde regelmäßiger, und das mit konstant guter Konsistenz.

Bei der Kontrolle nach weiteren vier Wochen konnten wir nun auch eine deutliche Besserung der Erschöpfung und der Leistungsfähigkeit feststellen. Nur das Schlafbedürfnis der Patientin war weiterhin sehr groß und die Migräne zweimal im Monat immer noch lästig. Da diese wohl hormonell bedingt war, wie Speichel- und Bluttest ergeben hatte, hatten wir dort einen Angriffspunkt: Der Progesteronspiegel der Patientin um den 20. Zyklustag herum war nämlich sehr niedrig, und so starteten wir eine Behandlung mit bioidentischem Progesteron als Creme mit 25mg an den Tagen 16-26 des Zyklus über die Haut. Nach einer Übergangsphase, in der die Migräne weiterhin, allerdings zunehmend schwächer und besser erträglich, auftrat, passten wir die Behandlung noch weiter an und starteten nun bereits am 9. Zyklustag und in einer sich steigernden Dosierung: Am 18. Tag steigerten wir die Dosis auf 37mg, später sogar auf 50mg. Im kommenden Zyklus hatte sich das PMS wesentlich gebessert: Diana G. verspürte keinerlei Brustspannen mehr, die Gewichtszunahme war nur mehr im Bereich von einem Kilo und die Stimmungsschwankungen sogar ganz verschwunden. Die Migräne war ebenfalls viel schwächer. Nur noch am ersten Tag brauchte sie ein Schmerzmittel und die Übelkeit war völlig verschwunden. Unter Stress trat nur noch ganz selten der Spannungskopfschmerz auf und oft war die Patientin ganze Wochen am Stück schmerzfrei.

Inzwischen geht es Diana G. richtig gut: Alle Darmbeschwerden sind verschwunden, das Histamin ist im Griff, sie schläft gut und ist wieder leistungsfähig und belastbar. Auch beobachte ich eine immer größer werdende und sehr wohltuende Entspannung – auch hier entfaltet das bioidentische Progesteron seine segensreiche Wirkung. Wie sie mir nun heute gegenüber sitzt, ist Diana G. noch immer die attraktive und professionell wirkende Akademikerin – aber sie ist viel lockerer geworden. Wie sie mir sagte, macht sich in ihr gerade ›eine *große Erleichterung und Dankbarkeit breit, als ob ihr ein Stein vom Herzen gefallen sei‹. Langsam beginnt sie zu glauben, dass die jahrelange tägliche Belastung durch die Schmerzen endlich vorüber ist und sie wieder ein normales und zufriedenes Leben führen kann.*

KAPITEL 5
DER DARM – UNSER ZWEITES GEHIRN

Der Darm ist unser größtes Organ. Doch er ist nicht nur das – er ist ein ganzes System. Ein System mit komplexen Aufgaben, dessen Funktionsfähigkeit grundlegenden Einfluss auf unsere Gesundheit und unser Wohlbefinden hat. Auf einer Länge von fünfeinhalb bis siebeneinhalb Metern und mit einer Oberfläche von bis zu 32 Quadratmetern (!) wird dort unsere Nahrung verdaut und Wasser aufgenommen sowie über die Darmflora die Arbeit unseres Immunsystems beeinflusst. Wie lang unser Darm wirklich ist und wie groß also seine Oberfläche, hängt auch von unserer Körpergröße ab. Als ›Omnivor‹ (Allesfresser) hat der Mensch in der Regel ein Verhältnis von 4:1 von Körpergröße zu Darmlänge.

Wir sprechen hier als ›Darm‹ von dem System, das beim Magenpförtner (Pylorus) anfängt und am After endet. Natürlich haben Sie in der Schule gelernt, dass die Verdauung bereits im Mund beginnt. Das ist auch richtig. Die Stärkeverdauung fängt tatsächlich schon beim Kauen und Einspeicheln an und erste Nährstoffe werden durch Enzyme »aufgeschlossen« und nutzbar gemacht. Im Magen selbst wird der Prozess dann fortgesetzt. Sobald der Nahrungsbrei durch die Salzsäure im Magen zersetzt ist, wird ein Nervenreiz ausgelöst, der den Magenpförtner kurz dazu bringt, sich zu öffnen und den Brei in den Dünndarm zu entlassen.

Der komplexe Verdauungsvorgang der Nährstoffe findet nun vor allem dort statt. Er startet (bzw. geht weiter) im Zwölffingerdarm (Duodenum), der die Magensäure neutralisiert und gleichzeitig Gallen- und Bauchspeicheldrüsensekret zuführt. Die im Mund sowie im Magen begonnene Kohlenhydrat- bzw. Proteinverdauung wird hier abgeschlossen. Die entsprechend gewonnenen

Nährstoffe (die meist nicht wasserlöslich sind und darum ›kleiner‹, also in ihre Bestandteile zerlegt, werden müssen) wandern über die Darmschleimhaut ins Blut und gelangen so dorthin, wo sie benötigt werden. Die Fettverdauung dagegen setzt erst hier ein und findet mit Hilfe der Gallensäure und verschiedener Enzyme statt, die als Katalysatoren wirken und den Prozess beschleunigen. Auch hier wandern die Endprodukte in die Darmschleimhaut und werden über die Dünndarmzotten ins Blut und in die Lymphe geleitet.

Auch das Wasser, das wir über die Nahrung und über das Trinken zu uns nehmen, wird hier weiter verteilt und gelangt in den Blutkreislauf. Dieser komplexe Prozess wird gesteuert über die Aufnahme von Salzen aus dem Speisebrei. Nach den Prinzipien von Diffusion und Osmose werden Konzentrationsgefälle »automatisch« ausgeglichen und sowohl die Salze als auch das Wasser gelangen so in den Blutstrom.

Im Dickdarm (Colon) wird dem Nahrungsbrei das restliche Wasser entzogen und Mikroorganismen verwerten das, was noch von Nutzen für den Körper ist. Alle anderen Reststoffe wandern in Richtung Mastdarm, wo dem Stuhl nochmals Wasser entzogen wird. In mehr oder weniger fester Form wird der Stuhl dann über den Anus ausgeschieden.

Das ist noch lange nicht alles …
In dieser absoluten Kurzfassung bekommen Sie also eine Vorstellung davon, wie die Nährstoffe und das Wasser aus unserer Nahrung verarbeitet und unserem Körper zur Verfügung gestellt werden. Damit aber sind die Aufgaben des Darmes noch lange nicht erschöpfend beschrieben, denn er ist auch entscheidend an der Bildung von Abwehrzellen für unser Immunsystem sowie an der Synthese von Hormonen und wichtigen Botenstoffen beteiligt.

Außerdem verfügt unser Darm über ein eigenes Nervensystem (›enterisches Nervensystem‹, ENS), das in die Darmwand eingebettet ist und zwischen der Schleimhautschicht (Mukosa) innen und der Längsmuskelschicht außen liegt. Diesem Nervensystem ist es geschuldet, dass wir öfter von ›Bauchhirn‹ oder ›Darmhirn‹ sprechen. Das ENS steuert den gesamten Verdauungsprozess und ist in der Lage, autonom zu arbeiten – es unterliegt nicht unserer willentlichen Steuerung, wird aber über unser sympathisches und parasympathisches Nervensystem mit gesteuert. Dabei spielen wiederum die (schon bekannten) Boten-stoffe/Neurotransmitter Serotonin und Dopamin eine Rolle. Eine Vernetzung im Sinne eines Informationsaustausches zwischen dem ENS und unserem Gehirn wird immer wieder diskutiert. Der Volksmund spricht darum auch von ›Bauchgefühl‹ oder ›Kopfentscheidungen‹. Meiner Erfahrung nach ist es immer gut, die Synthese vom beidem anzustreben, aber das nur am Rande …

Es spricht sehr viel dafür, dass es diese sogenannte ›Gut-Brain-Achse‹ tatsächlich gibt, und sie ist Thema vieler Studien.[80] Insbesondere die Wechselwirkungen zwischen einer gesunden oder einer gestörten Darmflora und diversen psychischen Störungen oder Erkrankungen werden zunehmend untersucht. Dabei geht es etwa um den Einfluss des Mikrobioms auf unsere Stressresponse[81] (oder umgekehrt um den Einfluss von Stress auf unsere Darmflora[82]), auf Depression bzw. Angststörung[83] oder um den positiven Einfluss von Probiotika oder einer ›Stuhltransplantation‹ bei Autismus.[84] (siehe auch Abb. S. 127)

DIE DARMFLORA: GESUNDE VIELFALT IST DER IDEALZUSTAND

Aber die Gesamtheit aller Mikroorganismen im Darm hat natürlich nicht nur Einfluss auf Gehirn und Psyche, sondern auch ganz handfeste Folgen für unsere körperliche Befindlichkeit. Das Thema an sich ist ›heiß‹: In der medizinischen Datenbank ›Pubmed‹ sind aktuell[85] 41.412 Studien zum Thema Mikrobiom veröffentlicht und alle versuchen, größere Zusammenhänge zu eruieren und Querverbindungen im Körper zu erforschen.

Hier ein paar Beispiele für Zusammenhänge, die aktuell oder in den letzten Jahren untersucht wurden: So häufen sich Studien und Hinweise dazu, dass

---

[80]   Vgl. Groen et al. (2018).

[81]   Vgl. Wiley et al. (2017).

[82]   Hier hat ein ›Probiotika-Magazin‹ dem Thema eine ganze Ausgabe gewidmet: Symbio-Lact 01/2015.

[83]   Vgl. Foster et al. (2013).

[84]   Vgl. Yang et al. (2018).

[85]   Am 13.6.2018.

Beschaffenheit und Arbeit der Darmflora eng mit Erkrankungen wie Diabetes Typ II[86], Fettsucht[87] und dem metabolischen Syndrom[88] verbunden sind. Ist die Darmflora intakt oder werden Probiotika mit nützlichen Bakterien[89] zugeführt, werden diese Krankheitsbilder positiv beeinflusst.

Umgekehrt scheint etwa eine Fehlbesiedelung des Darmes oder eine anderweitig angegriffene Darmflora eine charakteristische Begleiterscheinung von Rheumatoider Arthritis zu sein.[90] Eine weitere Studie zeigt den guten Effekt von Probiotika bei Multipler Sklerose: Eine Stabilisierung des Zustandes sowie eine bessere Verträglichkeit bekannter Therapien sind die positiven Folgen.[91]

Sportler tun ebenfalls gut daran, auf ihre Darmflora zu achten: Spezielle Diäten und hartes Training gehen nämlich oft nicht spurlos an ihr vorbei.[92] Auch hier können Probiotika nützlich sein, um Gesundheit und Leistungsvermögen zu erhalten oder zu verbessern. Und last but not least gibt es auch sehr viele Wechselwirkungen zwischen dem Zustand der Darmflora und dem Auftreten von Nahrungsmittelunverträglichkeiten bzw. -allergien.

Das Mikrobiom unter der Lupe

Die Darmflora in ihrer Gesamtheit und Vielfalt würde allein schon ein ganzes Buch füllen. Wie beim Verdauungsprozess oben deswegen zum besseren Verständnis ein kleiner Schnelldurchlauf:

Alle Mikroorganismen im Darm zusammen bilden die Darmflora. Man unterscheidet verschiedene Arten von Keimen (›Leitkeime‹), und zwar vor allem nach der Funktion, die sie für Darmsystem und Körper erfüllen.

---

[86]   Vgl. He at al., 2015 sowie Munoz-Garach et al. (2016).

[87]   Vgl. Harsch/Konturek (2018) sowie Geurts et al. (2014).

[88]   Vgl. Halmos/Suba (2016).

[89]   Für Akkermansia, einen Keim, der den Mukus der Darmschleimhaut verstoffwechselt und damit dessen Produktion ankurbelt, haben Zhang et al. (2018) den positiven Effekt auf Diabetes nachgewiesen. Kruis et al. (2004) haben gezeigt, dass die Gabe von E.Coli bei Colitis einen ähnlich guten Effekt hat wie die von Entzündungshemmern.

[90]   Vgl. Coit/Sawalha (2016).

[91]   Vgl. Tanku et al (2018).

[92]   Vgl. Clark/Mach (2016).

Keime mit schützender (protektiver) Wirkung:
Dies sind vor allem die Bifido- und die Lactobazillen. Sind sie in ausreichender Zahl vorhanden, ist die Funktionalität der Schleimhaut im Darm gesichert und damit ein wichtiger Beitrag zur Gesundheit unseres gesamten Organismus geleistet. Weiterhin gehören noch E.Coli und Enterokokkus zu dieser Kategorie, die beide auf unser Immunsystem und auf unsere Immuntoleranz einwirken.

Keime mit Eiweiß abbauender (proteolytischer) Wirkung:
Das sind vor allem Clostridium, Proteus, Escherichia und Klebsiella. Diese Bakterien verstoffwechseln die (Rest-)Proteine im Dickdarm. Von ihnen sollte es nicht zu viele geben, weil sonst das Milieu im Darm zu alkalisch wird. Besonders Clostridium und Klebsiella sind nur in ganz geringen Mengen tolerabel, sonst verursachen sie Durchfälle.

Keime mit Schleimhaut bildender bzw. nährender (mukonutritiver) Wirkung:
Der oben schon kurz erwähnte Akkermansia muciniphila verstoffwechselt den Mukus der Darmschleimhaut und regt sie dadurch an, ständig Nachschub zu bilden. Das Faecalibacterium Prausnitzii verwandelt Oligosaccharide (Mehrfachzucker, etwa Kohlenhydrate) in Buttersäure. Die wiederum ist der Hauptnährstoff der Enterozyten (Zellen der Dünndarmschleimhaut).

Histaminbildende Keime: Das sind die meisten Proteolyten, aber auch die Lactobazillen, Enterokokken und E.Coli. Dazu noch der (je nach Umständen Krankheiten auslösende) Keim Morganella Morgagnii. Diese Flora sollte unbedingt kontrolliert werden, falls eine Histaminintoleranz durch eine histaminarme Diät nicht besser wird (s.u.).[93]

Wie gut und vielfältig die Darmflora sich entwickelt, wird bereits im Kindesalter festgelegt. Das Stillen mit Muttermilch und eine graduelle Exposition gegenüber Allergenen und Krankheitserregern trägt zur optimalen Ausbildung und Entwicklung der Darmflora bei.[94]

---

[93] Vgl. dazu Schmidt/Schnitzer (2017).
[94] Mehr zum Thema im Kapitel zu Nahrungsmittelallergien und -unverträglichkeiten.

Zur falschen Zeit am falschen Ort

Nicht nur die Zusammensetzung unserer Darmflora spielt aber eine Rolle für unsere Gesundheit, sondern auch die Verteilung der Bakterien. Zum Beispiel haben Keime aus dem Dickdarm nur sehr bedingt etwas in unserem Dünndarm zu suchen. Im Falle einer solchen »Dünndarmfehlbesiedelung« (oder SIBO – »small intestine bacterial overgroth«) treten Darmbeschwerden auf. SIBO wird sogar als Ursache für Reizdarmbeschwerden oder ein ›Leaky Gut‹ diskutiert.

Wenn man sich vergegenwärtigt, dass sich im Dünndarm in 1 ml Flüssigkeit nur wenige 100 Keime tummeln, sind es im Dickdarm etwa 10 Milliarden Mikroorganismen. Der Dünndarm hat ja die wichtige Aufgabe der Nährstoffaufnahme und der Barrierefunktion gegenüber Giftstoffen und Krankheitserregern. Es ist also von Bedeutung, dass dort nur wenige Mikroorganismen leben. Denn wenn es zu viele werden, ›verbrauchen‹ sie die Nährstoffe aus der Nahrung, und es kommt zu Folgeerscheinungen wie Nährstoffmangel oder chronischer Müdigkeit.

Du bist, was Du isst …

Noch ein Wort zu einem interessanten Zusammenhang: Es scheint auch so zu sein, dass unser Mikrobiom bestimmt, was wir zu uns nehmen bzw. unsere Gelüste steuert: Die Bakterien im Darm fordern jeweils die Nahrungsmittel, die ihnen gut tun und ihre Fitness steigern.[95] Das ist natürlich ein zweischneidiges Schwert, denn Heißhunger und Lust auf Süßes beruhen auch auf solchen Mechanismen, und wenn viele potenziell schädliche Keime im Darm sammeln, werden unsere Essgewohnheiten ungünstig beeinflusst – jedes Bakterium ist sich sozusagen selbst das nächste und möchte sich besonders gut versorgt sehen.[96] Im Umkehrschluss bedeutet das, dass eine gesunde und ausgewogene Darmflora gesunde Essgewohnheiten unterstützt und es leichter macht, sie einzuhalten. Erste Studien an Mäusen zeigen etwa, dass die Gabe bestimmter Bestandteile von E. Coli ihnen die Lust auf Süßes »verdirbt« – was evtl. langfristig Möglichkeiten für den Menschen bei der Behandlung von Übergewicht eröffnen kann.[97]

---

[95] Vgl. Alcock et al. (2014).

[96] Vgl. Van de Wouw et al. (2017).

[97] Vgl. http://www.scinexx.de/wissen-aktuell-20098-2016-04-20.html, letzter Zugriff am 3.8.2018.

KAPITEL 6
TYPISCHE ERKRANKUNGEN DES DARMSYSTEMS
UND IHRE BEHANDLUNG

DAS REIZDARMSYNDROM:
BELASTENDE MEHRDEUTIGKEIT

Wir starten mit einem wahren ›Reizthema‹, denn diese Erkrankung ist Volkskrankheit und Kostentreiber in einem: Das Reizdarmsyndrom (RDS, auf Eng-
lisch ›Irritable Bowel Syndrome‹ (IBS)) verursacht aufgrund seiner Häufigkeit,
der schwierigen Diagnostik, des oft hohen Leidensdrucks der Patienten und
der Vielfalt der Therapiewege, die meist bis zur Linderung oder Heilung einge-
schlagen werden müssen, enorme Kosten im Gesundheitsapparat.[98] Es ist sogar
belegt, dass die Kosten pro Patient umso höher sind, je mehr und je stärkere
Symptome vorliegen.[99] Weltweit sollen sechs bis 22 Prozent der Bevölkerung
betroffen sein, wovon aber nur ca. 20 Prozent je einen Arzt wegen ihrer Beschwerden aufsuchen.[100]

Frauen leiden anscheinend überdurchschnittlich am RDS. Dafür kommen zwei mögliche Ursachen in Betracht: Die komplexe Gemengelage
bei den Geschlechtshormonen kann einen Einfluss auf die Darmsympto-
matik ausüben (!). Und es ist belegt, dass Frauen ein anderes Verhalten im
Umgang mit ihren Körpersymptomen und mit Krankheit zeigen, die aus einer
unterschiedlichen Sozialisation stammen und dazu beitragen, dass sie schneller
zum Arzt gehen als Männer.[101]

---

[98] Vgl. dazu etwa Talley et al. (1995) und Levy (2001).

[99] Vgl. Longstreth et al. (2003). Davon sind übrigens auch die Kosten in Pflegeeinrichtungen
betroffen, die bei Patienten mit RDS deutlich höher liegen als bei nicht betroffenen Patienten
(Patel at al. (2002)).

[100] Vgl. Holtz et al. (2000).

[101] Ebd.

Doch was ist RDS bzw. wann spricht man davon, dass ein Patient an einem Reizdarmsyndrom leidet? Die Kriterien sind Gegenstand einer jahrzehntelangen Diskussion, die immer noch nicht völlig abgeschlossen ist.[102] Aktuell gilt die Leitlinie der sogenannten ›Rom III Konsensus-Konferenz‹: Dort wurde festgelegt, dass ein RDS vorliegt, wenn der Patient an mindestens drei Tagen im Monat in den letzten drei Monaten an Schmerzen im Abdomen oder Unwohlsein mit zwei der folgenden drei Anzeichen gelitten hat:

- Besserung der Beschwerden nach Stuhlgang,
- Beginn der Beschwerden nach Änderung der Stuhlfrequenz oder
- nach einer Änderung der Konsistenz oder des Aussehens des Stuhles.

Dazu kommt, dass die ›klassische‹ Diagnostik (soweit angewandt), also eine Darmspiegelung bzw. Zelluntersuchungen, keine Hinweise auf eine organische Ursache geliefert haben.[103]

Beschwerden treten meist im Dünn- und besonders Dickdarm auf. Diffuse Bauchschmerzen unterschiedlicher Stärke, Blähungen und Veränderungen des Stuhls in Richtung Durchfall oder Verstopfung (oder beides im Wechsel), dominieren das Bild. Die genaue Entstehung des Krankheitsbildes ist bis heute nicht völlig geklärt. Häufig ist es so, dass ein Symptom die Beschwerden beherrscht: man unterscheidet aus diesem Grund den Schmerztyp (Gas-Blähtyp), den Obstipations- und den Diarrhoetyp.[104]

Diagnostik
Zur grundlegenden schulmedizinischen Abklärung (Laktose- und Glutenintoleranz, Zöliakie und gelegentlich Sibo) gehören: Ein Blutbild und mit Blutsenkungsgeschwindigkeit oder dem Status des C-reaktiven Proteins (Entzündungsabklärung). Evtl. ein Urinstatus und ein Stuhltest auf verborgene (okkultes) Blut, falls keine Darmspiegelung vorgesehen ist. Weiterführende Laboruntersuchungen können besonders bei Diarrhoe Bestimmungen der Elektrolyte, der Leber- und Pankreasenzyme, des TSH-Schilddrüsenhormons, des Blutzuckers

---

[102] Vgl. Ford et al. (2013).
[103] Vgl. Layer et al. (2011).
[104] Vgl. Holtz et al. (2000).

sowie Stuhluntersuchungen auf pathogene Bakterien und Parasiten sowie in Einzelfällen Malabsorptionstests sein.[105] Ich mache ergänzend in meiner Praxis auch immer eine Stuhluntersuchung zur Bestimmung der Darmflora und der Eiweißparameter des ›Leaky Gut‹ sowie des DAO, dessen Status Hinweise auf das Vorliegen einer Histaminunverträglichkeit gibt. Entgegen der gängigen Meinung[106] ist m. E. auch immer ein Test auf Candida bzw. Darmpilze (Mykosen) angezeigt, die ggf. leicht durch ein nur im Darm wirksames Antimykotikum behandelt werden können und durch Testung auf Nahrungsmittelunverträglichkeit sowie Intoleranz von Fructose, Sorbit und Histamin.

Mögliche Ursachen des RDS

Nahrungsmittelintoleranzen z. B. können ein RDS auslösen. Etwa eine Überempfindlichkeit gegenüber kleinsten Mengen Lactose oder eine aufgrund der Lactoseintoleranz entstandene generelle Darmüberempfindlichkeit wären denkbare Ursachen.[107] Sind diese festgestellt und hält der Patient danach eine entsprechende Diät ein, kann es zu einer Besserung der Beschwerden kommen, aber es kann auch sein, dass die Symptome einfach weiter bestehen. Eine einmal ausgelöste Reizung des Darmes kann immer wieder Probleme machen. Das hängt evtl. mit einer persistierenden Entzündungsreaktion zusammen, die sich nicht von allein oder nur durch Diät zurückbildet. Das System ist eben komplex, und meist liegt auch nicht nur eine einzige Ursache vor, sondern ein Wechselspiel von Faktoren, die sich gegenseitig beeinflussen: Vielleicht ist die Darmflora nicht ganz in Ordnung, vielleicht gibt es unentdeckte Unverträglichkeiten, vielleicht spielt auch eine Barriereschädigung der Darmschleimhaut (etwa das oben schon eingeführte ›Leaky Gut‹) mit hinein.

Darüber hinaus gibt es auch eine nachgewiesene Wechselwirkung mit psychischen Faktoren, also etwa mit Stress oder Traumatisierung.
Ungefähr 40 Prozent aller RDS-Patienten leiden parallel an einer diagnostizierten psychischen Störung wie einer Depression, oder Angststörung etc.[108]

---

[105] Ebd.
[106] Ebd.
[107] Vgl. Holtz et al. (2000).
[108] Vgl. Moser (2009).

TEUFELSKREIS BEI REIZDARMSYNDROM

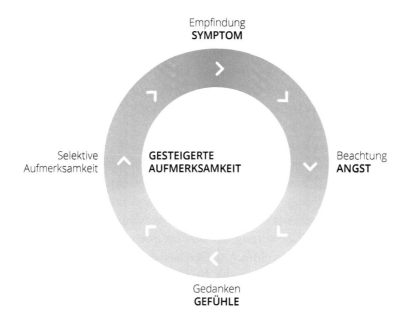

Empfindung
SYMPTOM

Selektive
Aufmerksamkeit

**GESTEIGERTE
AUFMERKSAMKEIT**

Beachtung
ANGST

Gedanken
GEFÜHLE

Reizdarm und Serotoninmangel

Diskutiert als Ursache des RDS wird auch ein Serotoninmangel. In unserem Magen- und Darm-Trakt kommen mehr als 100 Millionen Neurotransmitter (Botenstoffe) vor. Während sich die Nahrung abwärts durch das Darmsystem bewegt, wandern Nervensignale aufwärts in Richtung Gehirn. Zu diesen Botenstoffen gehört zum Beispiel das Serotonin, dessen positive Wirkungen auf unsere Stimmungslage wir oben schon besprochen haben. Über 90 % des Serotonins werden im Darm produziert; allein das dokumentiert schon die Schnittmengen der Systeme.

Es wird angenommen, dass Serotonin eine große Rolle für die Schmerzempfindlichkeit des Darms spielt. Wissenschaftliche Untersuchungen belegen, dass der Botenstoff speziell einer der wichtigsten Signalüberträger für die normale Funktion der Peristaltik und normalen Darmmotorik ist. Wenn die Signalübertragung durch einen Mangel gestört ist, kann das zu einer Überempfindlichkeit der Schmerzrezeptoren führen.[109] In gravierenden Fällen kann etwa schon die Darmausdehnung nach dem Essen bei Betroffenen Schmerzen verursachen. Weiterhin wird der in der Forschung schon bekannte Zusammenhang zwischen dem Zustand der Darmflora und der Schlagkräftigkeit unseres Immunsystems nun auch im Hinblick auf eine mögliche Mediation des Serotonins in diesem Prozess untersucht. Eine brandneue Studie[110] wirft Licht darauf, wie Darmflora und Serotonin sich gegenseitig beeinflussen. Mit Bezug dazu wird aktuell die ›Brain-Gut-Achse‹ viel diskutiert.[111] Wechselwirkungen auf dieser Achse laufen in beide Richtungen, also vom Gehirn zum Darm und umgekehrt, und deswegen ist eine psychische Behandlung bei Bedarf ebenso angezeigt wie eine körperliche. Wichtig ist der positive Anstoß, der den Ausstieg aus der ›Abwärtsspirale‹ ermöglicht und sie eine ›Aufwärtsspirale‹ umkehrt.

Das sind auch weitere Hinweise darauf, dass nur eine Betrachtung des körperlichen und des psychischen Zustands insgesamt einen verlässlichen Blick auf das gesamte Beschwerdebild liefert. Ein mehrseitiger Therapieansatz kann darum sehr Erfolg versprechend sein. Eine begleitende Psychotherapie wirkt u. U. nachhaltig und ist ›on the long run‹ auch für die Kostenträger günstig.

Therapieansätze zum RDS aus meiner Praxis wären etwa: Die Sanierung des Darmmikrobioms durch die Gabe von Prä- und Probiotika, Entzündungshemmung durch die Gabe bestimmter Aminosäuren oder durch Phytotherapie (z.B. durch Passionsblume oder Myrrhe), Substitution bestimmter Vitamine (C, E, B-Komplex) und Mineralien (Zink, Niacin, Kalzium, Magnesium), Behandlung des Meteorismus durch Phytotherapie (mit Kümmel, Pfefferminze, Kamille und Wermut) und der Durchfälle bzw. Verstopfung durch bestimmte homöopathische Präparate.

---

[109] Vgl. dazu Stasi et al. (2014) und Mawe et al. (2006).
[110] Vgl. Dao et al. (2018).
[111] Vgl. etwa Fichna/Storr, (2012) und Martin et al. (2018).

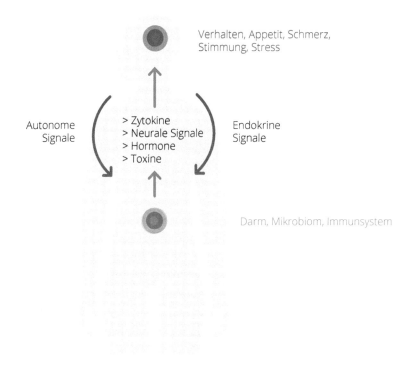

Verhalten, Appetit, Schmerz, Stimmung, Stress

Autonome Signale

> Zytokine
> Neurale Signale
> Hormone
> Toxine

Endokrine Signale

Darm, Mikrobiom, Immunsystem

EINE DREIZEHNTE PATIENTENGESCHICHTE

Reizdarm durch NMU

Die 47-jährige Dame, Shirley M., die vor mir saß, war Britin und arbeitete in verantwortungsvoller Position bei einer Bank, wie sie mir berichtete. Schon seit Jahren litt sie unter Reizdarmbeschwerden mit Diarrhoe und war täglich stark gebläht. Eine Laktoseintoleranz war bekannt, sonst hatte sie keine Erkrankungen. Schulmedizinisch war ihr Bauch mit Magen- und Darmspiegelung ›abgeklärt‹. Ihr Gewicht und ihr Appetit waren gut, und sie hatte schon komplementäre medizinische Maßnahmen wie TCM und Colon-Hydrotherapie getestet, aber beides brachte ihr nur kurzzeitige Besserung. Selbst fragte sie mich, ob eine SIBO (Dünndarmfehlbesiedelung) vorliegen könnte, und ich nahm das in unsere Tests mit auf.

SIBO jedoch wurde negativ getestet und auch eine Fructoseintoleranz konnten wir ausschließen. Die Nahrungsmittel-Testung jedoch ergaben einige Intoleranzen und die Patientin sollte die positiv getesteten Nahrungsmittel zukünftig meiden. Nach vier Wochen kam Shirley M. in meine Praxis und begrüßte mich mit den Worten: ›Thank You, You have changed my life.‹ Sie war nun komplett beschwerdefrei bis auf ganz wenige Ausnahmen, wenn sie ›über die Stränge schlug‹ oder stark durcheinander aß. Wenn sie sich aber an die Schwerpunkte der Diät hielt und die am stärksten positiv getesteten Nahrungsmittel wegließ, ging es ihr wunderbar!

DAS ›LEAKY GUT‹: UNFÄHIG, ZWISCHEN ›GUT‹ UND ›BÖSE‹ ZU UNTERSCHEIDEN

Das sogenannte ›Leaky-Gut-Syndrom‹ liegt dann vor, wenn unsere Darmwand eine größere Durchlässigkeit als normal aufweist (man spricht dann davon, dass die ›intestinale Permeabilität‹ erhöht ist). Man muss sich vorstellen, dass die den Darm auskleidende Gewebeschicht (die ›intestinale Epithelschicht‹) eine riesige ca. 200 Quadratmeter grosse und sehr wichtige Barriere zwischen Darm und Blutkreislauf darstellt. Sie verhindert, dass unerwünschte und schädliche Substanzen durch die Darmwand eindringen und ermöglicht gleichzeitig, dass wichtige Nährstoffe kontrolliert in unseren Blutkreislauf gelangen. Dass diese Gewebeschicht intakt ist und richtig arbeitet, ist eine wichtige Voraussetzung dafür, unser Immunsystem funktionieren zu lassen und sie verhindert vor allem, dass Krankheitserreger auf diesem Wege ins Blut gelangen. Neben der Barriereschicht spielen der darauf vorhandene Schleim und das darin vorkommende Immunglobin A (IgA) für die Abwehr eine große Rolle. Bei der ›richtigen‹ Durchlässigkeit der Darmwand dreht sich alles um Kontrolle: Kontrolle darüber, dass die ›guten‹ Stoffe ungehindert passieren können und dass die ›schlechten‹ im Darm bleiben.

Eine solche, kontrollierte Passage durch die Darmwand kann auf zwei verschiedenen Wegen stattfinden: Erstens durch die Epithelzellen selbst (transzellulär) oder zweitens durch die vorhandenen Zellzwischenräume hindurch (parazellulär), wobei sogenannte ›Tight Junctions‹[112] (übersetzt ›dichte Verbindungen‹ oder auch ›Schlussleisten‹) den Übertritt von Flüssigkeit und gelösten Stoffen regulieren. Diese ›Tight Junctions‹ sind schmale Bänder aus Membraneiweißen, die die Darmwandzellen umhüllen und mit den Bändern der Nachbarzellen in enger Verbindung stehen. Durch die so entstandene Diffusionsbarriere wird der Durchtritt von Molekülen geregelt.

LEAKY GUT

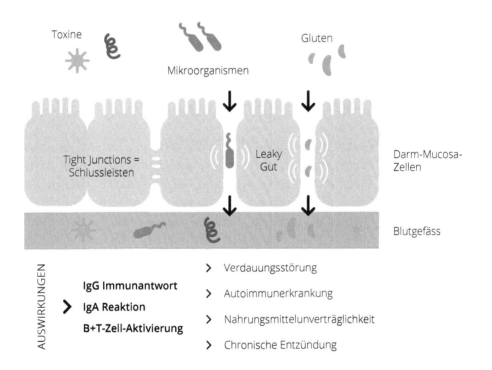

Mögliche Ursachen eines ›Leaky Gut‹
Beim Vorliegen eines ›Leaky Gut‹ nun funktionieren diese ›Tight Junctions‹ nicht so, wie sie sollen. Die Schnittstellen, die Millionen Mal kleiner sind als ein Steck-

---

[112] Vgl. dazu Bayer/Schmidt, 2015 (1).

nadelkopf (sie messen zwischen zehn und 15 Ångstrom[113], was eine unfassbar kleine Maßeinheit ist), können dann nicht mehr zwischen den ›guten‹ und den ›schlechten‹ Molekülen, die für eine Passage ›anklopfen‹, unterscheiden, und gewähren zu vielen verschiedenen Stoffen Durchlass. Das können konkret eben Krankheitskeime, Schadstoffe, die eigentlich zur Ausscheidung über den Darm bestimmt waren, oder noch unverdaute Nahrungsbestandteile sein. Es gehört nicht allzu viel Fantasie dazu, sich vorzustellen, dass beim Eindringen solcher Stoffe sofort unsere Immunabwehr auf den Plan tritt und dass T-Helferzellen, ›Natural-Killer‹ (NK)-Zellen, Lymphozyten und Plasmazellen aktiviert werden, um die Stoffe unschädlich zu machen. Aufgrund dieser, zunächst lokalen, Immunantwort entstehen dann kleine Entzündungen in der Darmwand. Wenn dieser Zustand anhält, kommt es zu chronischen entzündlichen Prozessen und zur vermehrten Bildung von Entzündungsmediatoren, die wiederum im Verdacht stehen, verschiedene Autoimmunerkrankungen (mit) auszulösen.[114] Eine Art von Teufelskreis entsteht, aus dem Patienten unter normalen Umständen nur schwer wieder aussteigen können: Auf der einen Seite begünstigen chronische entzündliche Grunderkrankungen des Darms wie Morbus Crohn oder Colitis Ulcerosa, eine Zöliakie sowie verschiedene Nahrungsmittelunverträglichkeiten, eine unzureichend arbeitende Bauchspeicheldrüse oder der regelmäßige Konsum von Alkohol die Bildung eines ›Leaky Gut‹. Auf der anderen Seite fördert ein bestehendes ›Leaky Gut‹ wiederum die Entstehung von Autoimmunerkrankungen, z.B. Diabetes mellitus Typ 1, Multipler Sklerose oder rheumatoider Arthritis.[115]

Wer sich nun fragt, warum die Durchlässigkeit der ›Tight Junctions‹ überhaupt so flexibel ist, dem sei gesagt, dass es sich um einen manchmal überlebenswichtigen Mechanismus handelt, der aber normalerweise in ›die andere Richtung‹ funktioniert: Wenn wir uns nämlich bei bestimmten (schweren) Darminfekten, z.B. Cholera, mit Erregern infiziert haben, wandert aus unserem Blut vermehrt Flüssigkeit in den Darm, um die Bakterienkonzentration und die Konzentration ihrer giftigen Stoffwechselprodukte (bakterielle Toxine) zu verdünnen und die Stoffe aus dem Körper zu schwemmen. Der Darm versucht dann, über den so entstehenden Durchfall die gewünschte Reinigungswirkung zu erzielen, wobei

---

[113] Vgl. Perlmutter (2016).
[114] Vgl. Bayer / Schmidt (2015 (1)).
[115] Ebd.

allerdings der massive Flüssigkeitsverlust des Körpers an sich schon lebensbedrohlich sein kann.[116] Was bei Cholera jedoch so gefährlich ist, funktioniert aber bei ›normalen‹ Magen-Darm-Infekten gut und ist ein gesunder körpereigener Abwehrmechanismus.

Mehrgleisige Diagnostik

Zur Diagnose des Leaky-Gut-Syndroms arbeitet man mit Blutuntersuchungen, aber auch mit dem Nachweis bestimmter Parameter im Stuhl oder im Urin[117]. Mithilfe dieser Untersuchungen können eine erhöhte Permeabilität des Darms oder auch Dysbiosen (Fehlbesiedelungen und/oder Ungleichgewichte in der Darmflora) nachgewiesen werden.

Zwei ›verräterische‹ Proteine

Die zwei wichtigsten Parameter für eine zu hohe Durchlässigkeit der Darmwand finden sich im Stuhl und sind *Alpha 1-Antitrypsin* und das *Zonulin* (dies lässt sich auch durch eine Blutuntersuchung nachweisen). *Alpha 1-Antitrypsin* wird in der Leber hergestellt und ist ein Protein, also ein Eiweiß bzw. eine Eiweißkette, die selbst ein sogenannter ›unspezifischer Proteaseinhibitor‹ ist. Das bedeutet, dass es die Aktivität eiweißabbauender Enzyme (Peptidasen) hemmt. Qua definitionem ist es so, dass solche Stoffe im Darm nur geringgradig abgebaut werden und sich im Stuhl daher sehr gut nachweisen lassen. Deswegen ist Alpha-1-Antitrypsin ein wichtiger Marker bei Feststellung einer Permeabilitätsstörung, denn hohe Konzentrationen im Stuhl sind wahrscheinlich auf Übertritte und Verluste des Alpha-1-Antitrypsins aus dem Serum zurückzuführen.[118]

Zonulin ist ebenfalls ein Protein und regelt die Molekülabsorption über die ›Tight Junctions‹. Wenn es in größerer Menge vorhanden ist, begünstigt es die Aufnahme von Makromolekülen über die Darmwand und erhöht damit deren Durchlässigkeit. Die Wirkung von Zonulin steht auch in enger Verbindung mit Gluten, dem Getreide-Klebeeiweiß, das ein starker Trigger für die Freisetzung

---

[116] Vgl. Perlmutter (2016).

[117] Das ist dann ein sogenannter »Lactulose-Mannitol-Test«, der nachweist, wie viel dieser Substanz über den Urin ausgeschieden wird und so – je nach Ergebnis – eine Malabsorption dieses Stoffes im Darm anzeigt.

[118] Vgl. Bayer/Schmidt (2015 (1)).

von Zonulin ist.[119] Ist Zonulin im Darm (und im Stuhl) in großer Menge vorhanden, weist das in jedem Fall auch auf eine Durchlässigkeitsstörung hin.

Die Rolle der Darmflora beim ›Leaky Gut‹

Eine gesunde Darmflora hat eine wesentliche Funktion bei der richtigen Funktion einer intakten Darmwand. Zu ihren wesentlichen Rollen gehören die Ausbildung und Aufrechterhaltung einer funktionierenden Schleimschicht (Mukus) und die Regulierung der Zellfunktionen im Epithel. So ist eine intakte Darmflora unverzichtbar für die Verhinderung des Durchtritts unerwünschter Substanzen durch die Darmwand. Weil Darmflora und Immunsystem auf diese Weise so eng miteinander arbeiten, kommt es bei Störungen und Fehlbesiedelungen automatisch zu einer vermehrten Einwanderung von Bakterien durch die Darmschleimhaut ins Gesamtsystem. Moderne Stuhluntersuchungen können solche Dysbiosen in der Darmflora problemlos feststellen, so dass bei Bedarf schnell mit prä- oder probiotischen Präparaten gegengesteuert werden kann.[120]

Blutparameter

Bestimmte Blutwerte sind ebenfalls wichtig, um ein ›Leaky Gut‹ zu diagnostizieren, auszuschließen oder von anderen Erkrankungen abzugrenzen. Ein großes Blutbild mit Blutsenkung und Messung des C-reaktiven Proteins (als Entzündungsmarker) gibt erste Hinweise auf Vorliegen oder Stärke einer Entzündung, allerdings unspezifisch wo. Um dann eine Zöliakie, eine Lactoseintoleranz oder eine Histaminintoleranz auszuschließen, muss man weitere Werte kontrollieren (z.B. für die Histaminintoleranz das DAO, Diaminooxidase, im Serum sowie Histamin im Stuhl, und für die Zöliakie die Antitransglutaminase-IgA und – IgG). Darüber hinaus kann es sinnvoll sein, ›normale‹ Nahrungsmittelallergien durch die Bestimmung von IgE (Allergie-spezifischen Antikörper) auszuschließen. Und schließlich gibt der Status der Leber- und Pankreasenzyme Auskunft darüber, ob diese Organe gut arbeiten und sind Blutzuckerwert und HbA1c (ein Hämoglobinwert, der die Entwicklung des Langzeitblutzuckers transparent macht, darum auch ›Blutzuckergedächtnis‹ genannt) wichtig, um einen eventuellen Diabetes zu erkennen. Auch sollte man bestimmte Vitaminwerte kontrollie-

---

[119] Vgl. Körner/Schareina (2010).
[120] Ebd.

ren, ob Vitamine und Spurenelemente ausreichender Menge vorhanden sind und welche gut resorbiert werden.

Bei all der feinmaschigen Diagnostik ist es aber von Bedeutung, einen Zusammenhang immer im Auge zu behalten: Die Grenzen zwischen all diesen Krankheitsbildern sind immer fließend und vieles hängt einfach ursächlich oder in der Form von Wechselwirkungen zusammen.

Vom ›Leaky Gut‹ zum ›Leaky Brain‹

Neueste Forschungsergebnisse eröffnen für das Geschehen im Darm noch eine weit gefährlichere Perspektive und deuten darauf hin, dass die durch ein ›Leaky Gut‹ beeinträchtigte Darmfunktion auch das Gehirn in Mitleidenschaft zieht. Diese Überlegung beruht auf der Entdeckung, dass die Blut-Hirn-Schranke, die immer als unüberwindliches Hindernis galt und alles Übel und alle schädlichen Stoffe vom Gehirn fernhalten sollte, womöglich ebenfalls, wie die Darmwand, durch den (übermäßigen) Kontakt mit Getreide-Klebeeiweißen durchlässiger wird.[121]

Wenn aber die Blut-Hirnschranke beeinträchtigt wurde, ist das Gehirn anfällig für Schäden durch alle möglichen Stoffe: Schwermetalle, Bakterien, Umweltgifte und vieles mehr. All das, was normalerweise vom Gehirn ignoriert werden würde bzw. nicht an unser Gehirn herankäme, kann nun seine schädlichen Einflüsse entfalten. Das sogenannte ›Leaky Brain‹-Syndrom wird mit schwerwiegenden neurologischen Erkrankungen wie Depressionen, ADS bzw. ADHS, Autismus, anderen psychischen Erkrankungen und mit chronischen Schmerzen assoziiert, aber auch mit alltäglichen Beschwerden wie Konzentrationsstörungen und Vergesslichkeit.[122]

Ausstieg aus dem Teufelskreis

Eine umfassende Behandlung des ›Leaky Gut‹ ist zwar mit ein wenig Aufwand verbunden, führt aber in der Regel zu einem guten Erfolg und einer deutlichen Verringerung bzw. sogar zum Verschwinden der Beschwerden. Am besten funktioniert sie, wenn man auf die Komplexität unseres Darmes eingeht und dem

---

[121] Vgl. Perlmutter (2016).
[122] Vgl. Fasano (2015).

entsprechend an mehreren Punkten gleichzeitig ansetzt: Eine mikrobiotische Therapie zur Sanierung der Darmflora ist fast immer angezeigt. Dazu gibt man häufig Präparate mit E. Coli-Bakterien sowie Kombinationspräparate mit mehreren Bakterienstämmen (etwa Laktokokkus, Enterokokkus, Laktobazillus und Bifidobacterien, kombiniert mit Präbiotika. Dabei handelt es sich um nicht verdaubare Kohlenhydrate, die gezielt das Wachstum und die Ansiedelung von Bakterien im Dickdarm verbessern. Dazu kommen wichtige Nahrungsergänzungsmittel, etwa Glutamin und Lecithin, die wichtigen Energieträger für den Aufbau der Darmschleimhaut sind und zusammen mit der sanierten Darmflora wieder für eine Regenerierung des Mukus sorgen. Und zum Schluss sollte immer individuell getestet werden, wie die Versorgungslage bei bestimmten Mikronährstoffen ist. Bei Bedarf sollte dann unbedingt substituiert werden, denn oft fehlen durch die vorausgegangene Malabsorption etwa Zink, Vitamin D3 oder die ›guten‹, langkettigen Fettsäuren.[123] Ein Stuhltest zeigt zuverlässig an, wie sich die Parameter entwickeln, und wenn die Darmflora sich regeneriert und das Zonulin sinkt, ist der eingeschlagene Weg richtig.

EINE VIERZEHNTE PATIENTENGESCHICHTE

Allergie oder ein Ungleichgewicht im Darm?
Die 48-jährige Tanja D. kam mit Beschwerden in meine Sprechstunde, hinter denen sie eine Allergie vermutete: Seit über drei Jahren hatte sie fast dauernd eine schwere Urtikaria (Nesselsucht) mit stark juckenden Ausschlägen, wobei sie dem Auslöser noch nicht auf die Spur gekommen war. Seit etwas über einem Jahr war nun auch noch Asthma dazugekommen. Die Abklärung beim Allergologen und beim Pneumologen hatte nichts ergeben und eine Desensibilisierung hatte keinen Effekt gezeigt. Die Gabe von Xolair, einem speziellen Medikament (ein humanisierter monoklonaler Antikörper gegen Immunglobulin E als Allergieauslöser, das zur Behandlung von schwerem allergischen Asthma bronchiale oder von Urtikaria eingesetzt wird), hatte ihr Befinden verschlechtert. Eine Atemtherapie hatte ihr geholfen und die Therapeutin hatte sie an mich empfohlen. Bei Bedarf nahm sie zwei Asthma-Sprays, Metroprolol (einen Betablocker), Telfast (ein Antihistamikum als Allergietablette) und Cortison. Weitere Erkran-

---

[123] Vgl. zur Leaky-Gut-Behandlung: Bayer/Schmidt (2015 (2)).

kungen lagen nicht vor; sie war sonst immer gesund gewesen. Jetzt jedoch hatte sie jeden Abend immer einen Hustenanfall, bei dem nichts half, bis er endlich überstanden war.

Wir testeten Nahrungsmittelunverträglichkeiten und die Darmflora (die war schwer ungleichgewichtig). Das Zonulin war als Zeichen eines ›Leaky Gut‹ bei 90. Ich verordnete Tanja D. eine Darmsanierung und gab Probiotika sowie Präbiotika entsprechend ihres Antibiogramms, Glutamin und Lecithin für das ›Leaky Gut‹ sowie die Vitamine D und C sowie Zink als Spurenelement.

Bei der Kontrolle nach zwei Monaten erzählte die Patientin von einer deutlichen Besserung: Die Urtikaria mit dem schlimmen Juckreiz hatte sie nur mehr einmal pro Woche, und sie hatte seit vier Wochen keinen Inhalator und kein Antihistaminikum mehr benötigt und auch kein Cortison mehr genommen, weil der Husten und die Atemnot stark rückläufig waren. Ihre Verdauung war ebenfalls gut und sie war frei von Blähungen.

NAHRUNGSMITTELALLERGIEN UND -INTOLERANZEN: ÄHNLICH UND DOCH SEHR VERSCHIEDEN

Bei Unverträglichkeitsreaktionen nach dem Verzehr von Nahrungsmitteln muss man zunächst zwischen *toxischen* und *nicht-toxischen Reaktionen* unterscheiden. Die toxischen Reaktionen sind oft von Art und Dosis aufgenommener (giftiger) Substanzen abhängig und werden meist durch die Verunreinigung eines Nahrungsmittels mit Keimen hervorgerufen (zum Beispiel mit Staphylokokken).[124]

Bei den nichttoxischen Unverträglichkeitsreaktionen gibt es zwei Hauptmechanismen. Nur die durch das Immunsystem spezifisch vermittelten Krankheitsbilder gelten als ›echte‹ Allergien (und werden auch als ›Hypersensitivitätsreaktionen‹ bezeichnet). Viele weitere der nichttoxischen Unverträglichkeiten entstehen ohne eine Beteiligung des Immunsystems, sind also keine echten

---

[124] Vgl. https://www.aerzteblatt.de/archiv/30916/Klinik-und-Diagnostik-von-Nahrungsmittel-allergien-Gastrointestinal-vermittelte-Allergien-Grad-I-bis-IV, letzter Zugriff am 16.4.2018.

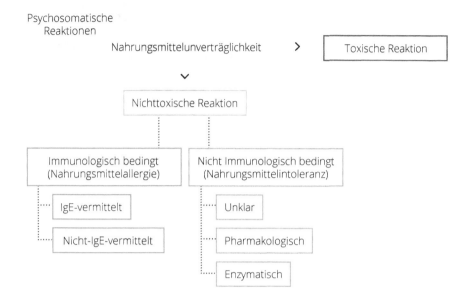

Klassifikation der Nahrungsmittelunverträglichkeiten

Allergien. Solche Reaktionen werden dann als ›Nahrungsmittelintoleranzen‹ oder ›Pseudoallergien‹ bezeichnet. Wichtig zu wissen ist, dass diese (eben nicht-immunologisch vermittelten) Prozesse sehr viel häufiger auftreten als die immunologisch ›mediierten‹, echten Allergien. Differenzialdiagnostisch muss man sie bei symptomatischen Patienten also unbedingt grundsätzlich mit abklären.[125]

›ECHTE‹ NAHRUNGSMITTELALLERGIEN SIND IMMUNOLOGISCH VERMITTELT

Wer über echte Allergien spricht, muss immer auch über unser Immunsystem sprechen, das in unserem Körper als eine Art ›Gesundheitspolizei‹ fungiert. In seiner ›polizeilichen‹ Funktion sorgt es dafür, dass in den Körper eingedrungene Krankheitskeime beseitigt werden, es befreit ihn von anderen fremden Substanzen und macht zusätzlich körpereigene Zellen, die entarten oder an-

---

[125] Ebd.

derweitig außer Kontrolle geraten (wie zum Beispiel Krebszellen) unschädlich. Dazu ist es wichtig, dass unser Immunsystem weiß, was es als ›körpereigen‹ und was als ›körperfremd‹ einstufen muss, und dass es zwischen ›gefährlichen‹ und ›ungefährlichen‹ Stoffen unterscheiden kann.

Unsere Nahrung besteht natürlich aus körperfremden Substanzen, aber sie sind für unsere Existenz unerlässlich und deswegen natürlich per definitionem erstmal als ungefährlich zu betrachten. Darum ist es völlig unnötig und unsinnig, gegen diese Stoffe zu kämpfen. Das ist ein bisschen so wie beim Heuschnupfen, bei dem unser Immunsystem ja auch auf grundsätzlich ungefährliche Stoffe viel zu stark reagiert. Und genau das passiert eben auch bei einer Nahrungsmittelallergie: Unser Immunsystem zeigt eine grundsätzlich unnötige (und darum ›überschießende‹) Reaktion und verursacht den Betroffenen damit Beschwerden, die vom allergischen Schnupfen bis hin zum lebensbedrohlichen anaphylaktischen Schock reichen können.

Die grundsätzlichen Ursachen von allergischen Erkrankungen konnte die Forschung bis jetzt nicht vollständig klären. Eine erbliche Komponente scheint eine Rolle zu spielen, weil solche Allergien familiär gehäuft auftreten. Weiterhin sind auch unsere Umwelt und unser Verhalten mögliche Auslöser: Immer mal wieder in der Diskussion steht z. B. übermäßige Hygiene, vor allem bei der Erziehung von Kindern. Dass die Veränderungen in unserer Umwelt, die durch menschliche Eingriffe und unserem Lebensstil verursacht werden, generell bei dem Thema eine wichtige Rolle spielen, scheint mir offensichtlich.

So auch der globale Klimawandel. Höhere Temperaturen führen dazu, dass Bäume, Gräser und Kräuter immer früher und immer länger blühen. Darüber hinaus wandern neue Pflanzenarten und somit auch neue Allergene ein. Aber auch unsere ›hauseigenen‹ Pollenarten scheinen aggressiver zu werden. Bäume, die an großen Straßen stehen, produzieren anscheinend mehr Allergene. Und: Die normalen Immunreaktionen im Körper können sich beträchtlich verstärken, wenn Pollen und Feinstaubpartikel aufeinandertreffen. Was genau passiert, wenn wir Feinstaubpartikel einatmen, ist noch nicht ganz geklärt. Doch soviel ist sicher: Während unsere Bronchien und Lunge durch ihre Flimmerhaaren und Fresszellen größere Staubpartikel sehr gut abwehren kann, versagen diese Abwehrmechanismen bei Teilchen mit einem Durchmesser von weniger als 0,1 Mikrometer, also bei Feinstaub.[126]

Grundsätzlich hat jedes eiweißhaltige Lebensmittel das Potenzial, eine Allergie auszulösen. Dies kann nun über zwei verschiedene Mechanismen geschehen, die beide in unserem Immunsystem verankert sind: Allergien sind entweder vermittelt durch das Immunglobin E (IgE) oder durch eine verstärkte Reaktion von Abwehrzellen (der T-Lymphozyten). In beiden Fällen ist der grundlegende Ablauf sehr ähnlich: In einem ersten Schritt (der ›Sensibilisierung‹) kommt der Körper in Kontakt mit dem potenziell die Allergie auslösenden Stoff (dem Allergen). In einem weiteren Schritt behandelt unser Immunsystem diesen Stoff, also hier in diesem Fall ein Lebensmitteleiweiß, wie einen Eindringling (ein Antigen) und bildet eine Form von Antikörpern. Die nun wirken wie eine Art ›Gedächtnis‹, und wenn wir das zweite Mal mit dem betreffenden Allergen in Kontakt kommen, werden in einer überschießenden Reaktion die vermeintlichen Eindringlinge bekämpft, was dann die lästigen oder gefährlichen Allergie-Symptome auslöst (diese zweite Phase heißt ›Auslösung‹).

DURCH IMMUNGLOBIN E – (IGE) VERMITTELTE NAHRUNGSMITTELALLERGIEN

Bei dieser Form der Nahrungsmittelallergie werden in der Sensibilisierungsphase beim Erstkontakt mit dem Allergen von bestimmten Immunzellen IgE-Antikörper gebildet. Diese Antikörper heften sich in der Folge an allergieauslösende Zellen und bei einem neuerlichen Kontakt mit dem Antigen werden bestimmte Botenstoffe frei. Einer der bekannteren Botenstoffe in diesem Zusammenhang ist das Histamin. Es ist vor allem für bestimmte allergische Symptome verantwortlich, etwa für Hautjucken, für die Bildung von kleinen Hautschwellungen (Quaddeln), für Gewebeschwellungen (auch im Unterhautgewebe, das sogenannte ›Angioödem‹) oder für die Schocksymptomatik.

Der Unterschied zwischen einem Allergiker und einem gesunden Menschen

---

[126] Vgl. http://www.fr.de/wissen/immunologie-wie-feinstaub-allergien-verstaerkt-a-1054714, letzter Zugriff am 3.8.2018.

liegt hauptsächlich in der Menge der Antikörper, die gebildet werden: Gesunde bilden vielleicht kleine Mengen beim Genuss bestimmter Lebensmittel; bei Allergikern dagegen kommt es zu dieser absoluten Überreaktion des Immunsystems. Diese ›echten‹, also immunvermittelten Nahrungsmittelallergien sind viel seltener als angenommen. Nur etwa zwei bis drei Prozent der Bevölkerung sind davon betroffen. Wenn aber eine echte Allergie vorliegt, ist sie mit hoher Wahrscheinlichkeit (bis zu 85 Prozent) IgE-vermittelt. Das lässt sich an der Sofortreaktion ablesen, bei der die allergischen Symptome direkt nach Verzehr des auslösenden Lebensmittels (bis zu zwei Stunden danach) auftreten. Allergischer Schnupfen, allergisches Asthma, ein Jucken und Kribbeln im Mund, ein Anschwellen der Schleimhäute, das Auftreten von Hautsymptomen wie Quaddeln oder einer Urtikaria (Nesselsucht), aber auch gastrointestinale Symptome wie Durchfälle oder Erbrechen sind typisch. Im Extremfall kommt es zum anaphylaktischen Schock mit Atemnot und dem lebensbedrohlichem Blutdruckabfall.

Die Diagnose solcher Nahrungsmittelallergien ist oft eine Art Puzzle: Die IgE-Antikörper lassen sich im Blut relativ leicht nachweisen, aber damit ist nur bewiesen, dass der Patient sensibilisiert ist und dass eine Reaktion stattfinden *könnte*. Eine gründliche Anamnese sowie ein Hauttest (Pricktest) müssen das Bild ergänzen. Als ›Goldstandard‹ gilt heute ein Provokationstest unter kontrollierten Bedingungen, bei dem das Nahrungsmittel verzehrt wird – eine Vorgehensweise, die sowohl für Patienten als auch für die Ärzte sehr aufwändig (und nicht ungefährlich) ist.[127]

Häufige Auslöser der ›echten‹ Allergien bei Erwachsenen sind Nüsse, Fisch und Krustentiere oder auch Weizen; bei Kindern sind es häufig Hühnereier und Milch. Pollenassoziierte Nahrungsallergien kommen auch vor und betreffen häufig Früchte. Wer z. B. gegen bestimmte Baumpollen allergisch ist, kann zusätzlich empfindlich auf Äpfel, Haselnüsse, Karotten, Kirschen, Kiwis, Nektarinen, Pfirsiche, Sellerie und Soja reagieren. Eine solche Allergie kann schon beim ersten Kontakt mit einem Nahrungsmittel auftreten (weil die Sensibilisie-

---

[127] Vgl. http://www.dgaki.de/wp-content/uploads/2010/05/Leitlinie_Management_IgE-vermittelter_Nahrungsmittelallergien-S2k-LL_Allergo-Journal_11-2015.pdf, letzter Zugriff am 16.4.2018.

rung ja grundsätzlich schon durch die Pollen stattgefunden hat) und führt, weil es den Patienten in der Regel dann unvorbereitet trifft, möglichweise auch zu bedrohlichen Zwischenfällen. Allerdings treten oft zuerst harmlosere Reaktionen im Mundbereich (mit einem ›oralen Allergiesyndrom‹; besagtes Kribbeln und Jucken) auf.

Keine Behandlung, nur Verzicht

Leider kann man bei Nahrungsmittelallergien nicht die Desensibilisierung durchführen, die ja beim Heuschnupfen häufiger mit einigem Erfolg durchgeführt wird. Auch gibt es kein vorbeugendes Medikament, mit dem man die allergische Reaktion ausbremsen könnte. Allergiker, die um ihre Allergien wissen, besitzen oft ein Notfallset, falls sie aus Versehen etwas verzehren, was mit einem für sie relevanten Allergen belastet ist oder für den Fall, dass relativ spontan eine neue Allergie auftritt. Cortisonspray, ein Antihistaminikum und für den ganz großen Notfall eine Adrenalinspritze sind darin enthalten. Darüber hinaus helfen leider nur Vorsicht und strenger Verzicht auf die entsprechenden Nahrungsmittel.

ALLERGIEN UND UNSERE DARMFLORA

Dass Allergien und Unverträglichkeiten auf dem Vormarsch sind, daran besteht kein Zweifel. Eine der möglichen Ursachen dafür ist, dass unsere Darmflora von Seiten der Schulmedizin quasi unter ›Dauerbeschuss‹ steht. So sind etwa die Auswirkungen von Antibiotika auf die Darmflora schwerwiegend: Erst sechs bis zwölf Monate nach einer Gabe tritt eine Normalisierung des sensiblen Bakteriengleichgewichts ein;[128] eine Mehrfachgabe kann eine Destabilisierung zu Folge haben. Hinzu kommt eine Immunsuppression: Nach Antibiotika haben wir weniger Lymphozyten und die Aktivität der Fresszellen (Phagozyten) ist gehemmt. Eine Behandlung mit Probiotika kann diese Folgen abmildern und langfristig zum Verschwinden bringen.

Besonders im Kindesalter sollten bei Antibiotikagaben Nutzen und Risiko gut abgewogen werden. Es gilt als sicher, dass sie später ein erhöhtes Risiko für ato-

---

[128] Vgl. Zaura et al. (2015). Die Wissenschaftler wiesen in ihrer Studie auch nach, dass etwa das Mikrobiom im Speichel viel widerstandsfähiger ist und sich schneller erholt als die Darmflora.

pische[129] Erkrankung nach sich ziehen.[130] Je mehr Antibiotika gegeben werden, desto mehr leidet die Darmflora und desto größer ist das Risiko, zum Allergiker zur werden und generell auch dass sich Resistenzen gegen die Antibiotika entwickeln. Was heute bereits ein Problem darstellt. Es ist also höchste Zeit auf unkontrollierte/nicht notwendige Antibiotikagaben zu verzichten. Auch die (oft nur vorbeugende) Gabe von Antibiotika nach Operationen ist darum gerade sehr in der Diskussion.[131] Ob sich die Folgen später in auch Nahrungsmittelallergien oder etwa als Heuschnupfen oder Asthma manifestieren, lässt sich allerdings nicht vorhersagen. In jedem Fall aber sind die Schleimhautintegrität und die gesunde Besiedelung mit Mikroben entscheidende Faktoren, sei es im Darm, in den Atemwegen oder auf der ›echten‹ Haut, also nicht Schleimhaut.[132] Auch eine Wechselwirkung zwischen den einzelnen Systemen wird inzwischen angenommen.[133] Im Darm bietet eine Schädigung der Schleimhaut darüber hinaus beste Voraussetzungen für das Entstehen einer CSI (Constant Silent Inflammation – einer dauerhaften, vor der Hand nicht schmerzhaften, Entzündung). Dadurch wird das ganze System empfindlicher und ist deutlich mehr für verschiedene Antigene sensibilisiert und weist auch mehr Immunaktivität auf.

Noch einmal zurück zu den Kindern: Stillen hilft Kindern bei der Entwicklung einer gesunden Darmflora. Gestillte Kinder entwickeln mehr und andere Standortmikrobiotika als Flaschenkinder. Und weil nicht die einzelne Mikrobe entscheidend ist, sondern das große Zusammenspiel, entsteht durch das Stillen eine gesündere Basis.[134]

Interessant ist in diesem Zusammenhang auch einer groß angelegten Studie aus dem Jahr 2007:[135] Fast 15.000 Kinder wurden untersucht und es ergab sich,

---

[129] Genetisch bestimmte Bereitschaft, auf Kontakt mit Umweltstoffen mit einer gesteigerten Bildung von Immunglobinen zu reagieren.

[130] Eine Studie beispielhaft dazu: Dysbiose während der ersten 100 Lebenstage erhöht das Asthma- Risiko für Kinder (Arrieta et al. (2015)).

[131] Vgl. Zaura et al. (2015).

[132] Zur Barrierefunktion des Hautmikrobioms bei atopischer Dermatitis vgl. etwa Kim et al. (2018).

[133] Hinweise dafür, dass auch das Darmmikrobiom eine Rolle dafür spielt, wie die Hautflora ist, bei Wollina (2017).

[134] Vgl. Schmidt/Schnitzer (2017).

[135] Vgl. Waser (2007).

dass das Trinken von frischer Bauernmilch vom Hof Kinder vor Asthma und Heuschnupfen schützen kann. Um den Autor zu zitieren: ›Unsere Forschungen haben gezeigt, dass Kinder, welche die beste Schutzwirkung vor Asthma und Allergien aufwiesen, seit ihrem ersten Lebensjahr Bauernmilch tranken.‹ Wir sprechen hier von frischer Milch vom Bauernhof, die unter Umständen auch nicht abgekocht oder pasteurisiert war – was übrigens für den positiven Effekt keine Rolle spielte. An den Ursachen dieser sehr erfreulichen Wirkung wird noch weiter geforscht: Ob es an bestimmten Fettsäuren, an die Darmflora unterstützenden Bakterien oder anderen Bestandteilen liegt, ist noch nicht geklärt. Fest steht aber, dass das Ergebnis der Studie zumindest schon einmal der These ›Schützenhilfe‹ leistet, dass unsere aktuelle Lebensweise und Ernährung zu stark von Über-Hygiene und von Convenience dominiert wird und wir uns weit von unseren Ursprüngen entfernt haben.

EXKURS: ZÖLIAKIE – ALLERGIE UND AUTOIMMUNERKRANKUNG IN EINEM

Die Problematik und die Verbreitung der Zöliakie werden enorm unterschätzt. Seitdem zuverlässige Bluttests zur Diagnostik vorliegen, deutet alles darauf hin, dass in der Bevölkerung der Industrienationen die Menschen zu einem Prozent von Zöliakie betroffen sind.[136] Allerdings weisen längst nicht alle der Betroffenen auch Symptome auf. Bekannt ist diese ›seltsame‹ Erkrankung, die aus pathophysiologischer Sicht eine Mischform aus Allergie und Autoimmunerkrankung darstellt, schon seit fast 2.000 Jahren. Erstmals beschrieben hat sie der griechische Arzt Aretaios von Kappadokien, der im zweiten Jahrhundert n. Chr. in seinem Kompendium zur Heilkunde über eine ernährungsabhängige, ›bauchige‹ Erkrankung (=Koilia; die ›bauchige Krankheit‹) schrieb. Für unsere moderne Zeit wird der englische Arzt Samuel James Gee (1888) aus London als Erstbeschreiber der Zöliakie angesehen.[137] Um die Jahrhundertwende war die Prognose mit der Erkrankung noch sehr schlecht, weil die Ursache nicht bekannt war und teilweise sehr heftige Krankheitsreaktionen (Zöliakie-Krise) mit

---

[136] Vgl. Körner/Schareina (2010:197): 0,5 Prozent.
[137] Vgl. https://www.aerzteblatt.de/archiv/150736/Diagnostik-und-Therapie-der-Zoeliakie, letzter Zugriff am 12.4.2018.

einer Sterblichkeit von bis zu 30 Prozent einhergingen.[138] In den 1930er-Jahren erkannten niederländische Ärzte den ursächlichen Zusammenhang zwischen Ernährung und den Symptomen der Zöliakie, und 1950 endlich gelang es ihnen, Gluten (das Klebeiweiß bestimmter Getreidesorten) als den definitiven Auslöser der Krankheit zu identifizieren:[139] Die Klebeiweiße der Getreidesorten Roggen, Gerste, Hafer, Dinkel, Grünkern und auch die der wieder in Mode gekommenen Urgetreidesorten Emmer, Kamut und Einkorn, lösen die Zöliakie aus. Unbedenklich sind in diesem Zusammenhang dagegen Mais, Reis, Hirse, Buchweizen, Quinoa und Amaranth.

Der Prototyp einer unterschätzten Erkrankung

Die Zöliakie wird ganz zu Recht als das ›Chamäleon der Gastroenterologie‹ bezeichnet[140]: Der allergische Teil der Zöliakie ist die Überempfindlichkeitsreaktion gegen die körperfremden Klebeiweiße, deren alkohollösliche Komponente bei Weizen Gliadin, bei Hafer Avenin, bei Roggen Secalinin und in der Gerste Hordein genannt wird. Bei normaler Ernährung nimmt ein Mensch zwischen zehn und 20 Gramm dieser Eiweiße pro Tag auf. Bei den betroffenen Patienten werden diese Proteine nicht durch Verdauungsenzyme abgebaut und sind in der Lage, die Epithelzellschicht (die nicht durchblutete Schicht) der Darmschleimhaut in diesem unverdauten Zustand zu durchwandern. Nachdem das passiert ist, kommt dann die Autoimmunkomponente der Erkrankung zum Tragen: Das Enzym Gewebetransglutaminase (tTG) ›greift an‹ und modifiziert die Eiweißketten dergestalt, dass sie eine lokale Immunreaktion auslösen und im Darm vorhandene T-Zellen (Abwehrzellen) aktivieren. Dabei spielen Umweltfaktoren wie Stress oder hoher Alkoholkonsum zusätzlich eine Rolle, weil sie eine erhöhte Aktivität der tTG bewirken können und so die Entstehung der Zöliakie fördern. Auch eine Pilz-Infektion des Darms, etwa mit Candida Albicans, hat eine solche Wirkung. Im weiteren Verlauf löst die Autoimmunreaktion eine Entzündung aus, die bei den Enterozyten, den Schleimhautzellen des Dünndarms, zum programmierten Zelltod (Apoptose) führt. Das endet schließlich in einem mehr oder weniger ausgeprägten Verlust der Dünndarmzotten (Zottenatrophie). Die so ge-

---

[138] Vgl. Fasano (2015).

[139] Vgl. https://www.aerzteblatt.de/archiv/150736/Diagnostik-und-Therapie-der-Zoeliakie, letzter Zugriff am 12.4.2018.

[140] Vgl. Felber et al. (2014).

schädigte Dünndarmschleimhaut ist nun immer weniger in der Lage, zugeführte Nahrung in ausreichendem Umfang zu verstoffwechseln und Nährstoffe in die Blutbahn zu überführen, weil die Resorptionsfläche so stark verkleinert ist (Malabsorption)[141]. Besonders auf eine Substitution des so wichtigen Vitamins B12, Eisen und andere Spurenelemente sollte man in so einem Fall achten.

Genetische Faktoren und Komorbiditäten

Etwa 90 Prozent aller Patienten mit Zöliakie haben ein Gen namens HLA-DQ 2, das für die Ausprägung der Oberfläche bestimmter Zellen verantwortlich ist. Und fast alle der übrigen zehn Prozent haben das Gen HLA-DQ 8. Diese HLA-Gene sitzen auf dem Chromosom Nummer sechs. Das Vorhandensein dieser Gene ist aber nur eine notwendige und keine hinreichende Bedingung bei der Entstehung von Zöliakie, denn insgesamt sind 30 bis 35 Prozent aller Menschen HLA-DQ2 oder -DQ8 positiv. Allerdings entwickeln davon wiederum nur ungefähr zwei Prozent im Laufe ihres Lebens eine Zöliakie. Deswegen kann ein Gentest nur mit sehr großer Sicherheit die Diagnose ausschließen, sie aber nicht definitiv untermauern. Bei einem negativen Befund lässt sich ausschließen, dass eine Zöliakie vorliegt oder entstehen wird. Bei einem positiven Befund wird die Diagnostik durch serologische Antikörpertests sowie eine histologische Untersuchung von Gewebeproben aus dem Dünndarm ergänzt. Dabei sollte ein Gluten-Konsum nicht länger als drei bis sechs Wochen zurückliegen, damit aussagekräftige Ergebnisse erzielt werden können. Da Autoimmunerkrankungen gerne gehäuft auftreten, haben Zöliakie-Patienten oft noch mit weiteren Krankheitsbildern zu kämpfen bzw. weisen dafür ein erhöhtes Risiko auf: Diabetes mellitus Typ 1, Hashimoto-Thyreoditis Vitiligo und Autoimmunhepatitis sind typische Beispiele dafür. Und durch die oben beschriebene genetische Disposition haben Verwandte ersten Grades eines Patienten ein um zehn bis 15 Prozent erhöhtes Risiko, selbst zu erkranken; bei eineiigen Zwillingen liegt das Risiko sogar bei 70 Prozent.

Typisch bis sehr ungewöhnlich: Symptomatik bei Zöliakie

Weil die ursächlichen Geschehnisse rund um die Zöliakie sich im Darm abspielen, geht die allgemeine Wahrnehmung der Patienten häufig in die Richtung, dass die Symptome sich ebenfalls auf den Darm beschränken müssten. Das jedoch ist

---

[141] Ebd.

nicht der Fall! Natürlich stehen Durchfälle und Verstopfung (chronisch oder abwechselnd) sowie ein Reizdarm mit Bauchschmerzen und Blähungen oft im Zentrum der Beschwerden. Weiterhin aber ist Zöliakie, was die Symptome betrifft, ein echtes ›Chamäleon‹.[142] Für Patienten im Kindesalter ist eine ›Gedeih- oder Wachstumsstörung‹ beschrieben, ebenso wie eine Störung bei der Entwicklung des Gebisses. Beides ist natürlich eng verknüpft mit der oben erwähnten Störung bei der Aufnahme der Nährstoffe und deutet auf eine bereits ausgeprägte Atrophie der Darmzotten und damit verbundene Malabsorption hin.

Die generelle Entwicklung bei den Symptomen geht jedoch dahin, dass schon mehr als die Hälfte aller Zöliakie-Patienten oligo-(mehrfach) symptomatisch ist oder sogar atypische Symptome aufweist. Das können Gewichtsverlust, eine Anämie (Blutarmut), eine Osteoporose, Störungen des muskuloskelettalen und neuralen Systems oder Endokrinopathien (Störungen des hormonellen Systems) bzw. Hauterscheinungen (z. B. die Dermatitis herpetiformis Duhring (DHD), eine chronische, blasenbildende Hauterkrankung, die mit starkem Juckreiz einhergeht) sein.[143] Darüber hinaus sind neurologische Symptome wie Epilepsie, Ataxie (Störungen der Bewegungskoordination), Neuropathien und unspezifische Symptome wie Erschöpfung, Ängste, Depressionen sowie Geschwüre und Aphten der Mundschleimhaut beschrieben.[144]

Prof. Dr. Fasano, ein Spezialist aus den USA, hat die meiner Erfahrung nach sehr richtige Aussage ›Was im Darm passiert, bleibt nicht im Darm‹ geprägt[145] und bezieht sich damit vor allem auf die bis ins Gehirn reichenden Konsequenzen, die die komplexe und schwer wiegende Entzündung, die ursächlich durch den Gluten-Konsum ausgelöst wird, im Körper haben kann. Er geht so weit, das Gehirn als ›Lieblingsziel‹ dieses entzündungsauslösenden Angriffs zu beschreiben und berichtet von ursächlichen Verbindungen zum Spektrum der Autismus-Störungen (ASS) oder zur Schizophrenie, bei denen die Zöliakie bzw. Gluten-induzierte Entzündungen eines der auslösenden Momente der Er-

---

[142] Vgl. Fasano (2015:100).

[143] Vgl. https://www.aerzteblatt.de/archiv/150736/Diagnostik-und-Therapie-der-Zoeliakie, letzter Zugriff am 12.4.2018.

[144] Vgl. https://www.dzg-online.de/files/richtlinien_zur_verlaufskontrolle_cdmedics_2011.pdf, letzter Zugriff am 12.4.2018.

[145] Fasano (2015:103).

krankungen sein könnten. Beeindruckend schildert er den Fall eines Kindes, das durch eine schwere Störung und Retardierung in seiner sprachlichen Entwicklung gehandicapt war und nach einer Zöliakie-Diagnose und der Umstellung auf glutenfreie Ernährung imstande war, den Rückstand aufzuholen und sich weiterhin ganz normal entwickelte.[146] Ich denke in meiner Praxis auch bei einem bleibenden Eisenmangel oder Vitaminmangel unter Substitution oder einer Lactoseintoleranz, die trotz lactosearmer Ernährung weiter Bauchbeschwerden macht, ebenfalls an das Vorliegen einer Zöliakie.

Diagnose der Zöliakie

Zur systematischen Diagnostik der Zöliakie gehört zunächst eine sorgfältige Anamnese mit der Erfassung aller bekannten Symptome. Zur differenzialdiagnostischen Abgrenzung zu den Nahrungsmittelallergien oder -unverträglichkeiten ist eine Blutuntersuchung notwendig, die die Antikörper aus der Autoimmunreaktion, also die Transglutaminase (tTG)- und/oder die Endomysium-IgA-Antikörper, unter glutenhaltiger Kost nachweist. Eine Biopsie und ein histologischer Nachweis der Zellveränderungen komplettieren ggf. das Bild. Falls der Antikörpertest positiv, die Histologie aber negativ ausfällt, ist der Gentest auf HLA-DQ2/DQ8 angezeigt.[147]

Einfach und kompliziert zugleich: Therapie der Zöliakie

Zöliakie ist die erste bekannte Autoimmunerkrankung, bei der die beste Therapie eine Art von Ursachenbeseitigung ist.[148] Eine strikt glutenfreie Diät führt bei 70 Prozent der Patienten innerhalb von nur zwei Wochen zu einer deutlichen Besserung der Beschwerden.[149] Die Antikörper gehen rasch zurück, aber die Darmschleimhaut braucht länger (sechs Monate bis einige Jahre), um sich wieder komplett zu regenerieren.[150]

Kompliziert wird es dann, wenn sich die Symptome trotz lang andauernder und konsequenter glutenfreier Ernährung nicht bessern und die Zottenatrophie im

---

[146] A.a.O., 146.

[147] Vgl. Körner/Schareina (2010:198).

[148] Vgl. Fasano (2015:100).

[149] Vgl. https://www.aerzteblatt.de/archiv/150736/Diagnostik-und-Therapie-der-Zoeliakie, letzter Zugriff am 12.4.2018.

[150] Vgl. Körner/Schareina (2010:199).

Darm nicht verschwindet oder sich sogar neu bildet. Bei einem Verdacht auf diese so genannte ›refraktäre‹ Zöliakie gilt es, weitere Maßnahmen zu ergreifen, die in das schulmedizinische Spektrum fallen und die vor allem eine Entartung der Krankheit in Richtung eines T-Zell-Lymphoms verhindern sollen.

NAHRUNGSMITTELINTOLERANZEN

Es wurde schon häufig darübergeschrieben, aber man kann es nicht oft genug betonen: Die beiden Begriffe ›Allergie‹ und ›Intoleranz‹ sind nicht synonym zu gebrauchen, sondern bezeichnen unterschiedliche Krankheitsbilder! Sie werden aber leider oft verwechselt, und manchmal reden in diesem Kontext sogar Ärzte aneinander vorbei. Bei Nahrungsmittelintoleranzen stehen nicht die IgE, sondern meistens die IgG-Immunglobuline im Mittelpunkt. Allerdings gibt es auch Intoleranzen, die einfach durch den Mangel eines bestimmten Enzyms zustande kommen; das betrifft vor allem die Lactose- bzw. die Fructoseintoleranz. Wenn eine durch die IgG-Immunglobuline vermittelte Intoleranz vorliegt, ist der Mechanismus so, dass diese Entzündungsreaktionen auslösen – mit sehr unterschiedlichen Folgen und den entsprechenden Schwierigkeiten bei der Diagnose. Die Intoleranzen lassen sich meist nur über einen Bluttest für die Nahrungsmittel spezifischen IgG-Antikörper entdecken[151], die bei den betroffenen Patienten dann deutlich höher liegen als bei Gesunden.[152] Ein Zusammenhang etwa zwischen dem Vorhandensein von IgG-Antikörpern gegen Milchproteine und deutlichen Intoleranz-Symptomen (Hautausschlag bzw. Urtikaria) wurde schon Mitte der achtziger Jahre durch eine Studie nahegelegt.[153] Dennoch gibt es eine große Kontroverse in der Forschung, die sich um diese Tests dreht.

Im Gegensatz zu einer echten Nahrungsmittelallergie ist eine Intoleranz zwar nicht (potenziell) lebensbedrohlich, aber das Allgemeinbefinden der Betroffenen ist meist deutlich beeinträchtigt. Die Symptome treten oft erst verzögert auf, nach Stunden oder sogar Tagen. Darum ist hier echte Detektivarbeit nötig,

---

[151] Vgl. Shakoor et al. (2016).

[152] Vgl. Yin'e et al. (2015).

[153] Vgl. Shakib et al. (1986).

um die verantwortlichen Nahrungsmittel zu identifizieren; ein Ernährungs- und Symptomtagebuch kann dabei hilfreich sein. Häufig klagen die Patienten über Abgeschlagenheit, ›Brain Fog‹, allgemeines Unwohlsein, Durchfälle oder Bauchschmerzen, Migräne, Gewichtszunahme oder Hautausschläge. Viele laborieren schon jahrelang an den Symptomen und haben während einer Ärzte-odyssee mangels ›echter‹ Befunde schon den Stempel einer ›psychosomatischen‹ Erkrankung ohne organische Ursache erhalten.

Die Ursachen der Nahrungsmittelintoleranzen liegen noch hauptsächlich im Dunkeln. Einige Studien legen einen Zusammenhang zwischen dem Auftreten einer Nahrungsmittelintoleranz und dem Vorhandensein systemischer Erkrankungen des Immunsystems oder des Magen-Darm-Trakts nahe.[154] Im Umkehrschluss mache ich in meiner Praxis die Erfahrung, dass unter anderem eine Sanierung der Darmflora und eine Gabe von notwendigen Mikronährstoffen die Symptome lindert oder sogar zum Verschwinden bringt.

FREUND ODER FEIND? IGG-DIAGNOSTIK BEI NAHRUNGSMITTELINTOLERANZEN

Unser gesunder Organismus kann eigentlich ›gut‹ von ›böse‹ unterscheiden und hat deswegen eine sehr hohe Toleranz gegenüber Lebensmitteleiweißen entwickelt, die per se erst einmal gut für uns sind. Außer eben im Falle einer Allergie (IgE-vermittelt, wie oben beschrieben). Oder im Falle einer Intoleranz (bei denen die IgG im Mittelpunkt stehen). Und ganz besonders, wenn die Darmbarriere angegriffen ist und Bestandteile aus Lebensmitteln als ›fremd‹ einstuft und eine Immunreaktion einleitet, um diese Bestandteile zu neutralisieren und zu zerstören.

Bei den ›echten‹, den IgE- vermittelten Nahrungsmittelallergien gibt es aufgrund der zeitnahen und heftigen Reaktionen kaum Zweifel über die Auslöser. Und wenn doch, schaffen Prick- und Provokationstests unter kontrollierten Bedingungen schnell Klarheit. Anders ist die Lage jedoch bei den Intoleranzen. Man könnte fast sagen, dass die Patienten hier ein wenig im Regen stehen ge-

---

[154] Z.B. Liu et al. (2013).

lassen werden. Denn Immunologen und Allergologen diskutieren seit Jahren, ob die Testung des Immunglobin G (IgG) hier nun Sinn macht oder nicht. Die schulmedizinische Argumentation beruht hier meist auf den folgenden Argumenten:

- Dass der Körper auf fremde Proteine in der Nahrung mit der Produktion von IgG-Antikörpern reagiert, ist die natürliche Reaktion des Immunsystems und stellt eine normale Immunantwort dar. Daher ist die Behauptung falsch, dass das Auftreten von IgG gegen Nahrungsmittel eine Unverträglichkeit oder eine andere Störung anzeigt.

- Die Testergebnisse dienen meist als Begründung für ungerechtfertigte, einschneidende Diäten. Sie erhöhen damit den Leidensdruck, schränken die Lebensqualität ein und tragen zur Verunsicherung oder Gefährdung der Betroffenen bei. Es besteht die Gefahr der Mangelernährung.

- Bestimmungen von IgG-Antikörpern gegen Nahrungsmittel sind daher sinnlos und eindeutig abzulehnen.

Im Gegensatz dazu wird diese strenge Position in einem aktuellen Positionspapier von allergologischen Fachgesellschaften schon aufgeweicht, denn es wird immerhin zugegeben: [155]

›Die Bestimmung von IgG gegen Nahrungsmittel mag gelegentlich indiziert sein. Ein Beispiel ist der IgG-Nachweis gegen Weizengliadin zur Diagnose der Zöliakie (Glutenenteropathie).‹

Sie merken schon, dass mir der schulmedizinische Standpunkt hier ein Dorn im Auge ist, denn meine Erfahrungen mit einer umfassenden Bestimmung des IgG (nicht nur IgG4, denn in diesem Test ist auch an das Histamin gekoppelt) sind ganz andere. Die Bildung von Antikörpern gegen Nahrungsmittel ist meines Erachtens keine ›ganz normale‹ Reaktion unseres Körpers. In klinischen Studien wird etwa belegt, dass erhöhte Mengen an IgG-Antikörpern bei verschiedenen Erkrankungen wie chronisch-entzündlichen Darmerkrankungen, Migräne, Übergewicht und Reizdarm eine Rolle spielen. Demnach wäre das

---

[155] Muster Patientenaufklärung IgG/IgG4-Blutuntersuchungen. In: Allergo Journal 2009, 18, S. 270.

Auftreten von Antikörpern gegen verschiedene Nahrungsmittel ebenfalls als Zeichen einer anormalen Abwehrreaktion des Körpers zu werten, wie es bei vermehrter Durchlässigkeit der Darmschleimhaut für Fremdantigene der Fall ist. Und darüber hinaus ist es keinesfalls so, dass sich eine IgG-Erhöhung nur bei der Zufuhr von regelmäßig gegessenen Nahrungsmitteln zeigt, was ein weiteres signifikantes Zeichen dafür ist, dass eine solche nicht ›normal‹ ist.

Aufgrund von zahlreichen positiven Rückmeldungen könnte ich Ihnen nun viele, viele Geschichten von Patienten schildern, die dankbar sind, dass sie endlich wissen, welche Nahrungsmittel ihnen gut tun. Es ist schade, dass z.B. vielen Reizdarmpatienten diese Testungen vorenthalten werden und sie mit ihren Beschwerden weiterleben müssen. Natürlich gibt es auch weiterhin (wenige) Patienten, die trotzdem über anhaltende Symptome klagen, aber keine Therapie hat 100 Prozent Erfolg, und einen siebzig- bis achtzigprozentigen Erfolg finde ich schon sehr gut!

Eine ganze Reihe von klinischen Studien[156] unterstützt genau diese Sichtweise und vermeldet die Besserung bestimmter Beschwerden, wenn genau die Lebensmittel vermieden werden, bei denen sich erhöhte IgG-Werte zeigen: Reizdärme bessern sich plötzlich, Migräne verschwindet, Durchfälle hören auf, chronische Müdigkeit ist wie weggeblasen … Zufall? Ich meine, nein. Auch, weil die Erfahrungen in meiner Praxis dafürsprechen. Die Ergebnisse der IgG-Gesamt-Testung werden im Testergebnis in grün (keine Erhöhung), gelb (Erhöhung vorhanden) und rot (mild – stark erhöht) dargestellt. In den allermeisten Fällen korreliert das Testergebnis sehr stark mit dem persönlichen Empfinden und dem Körpergefühl der Patienten. Die Haupt-Trigger für starke Erhöhungen sind Gluten, Milch, Ei oder Nüsse, und es ist problemlos möglich, der Reihe nach für kurze Zeit mal auf diese Lebensmittel zu verzichten, um dabei und danach das eigene Befinden zu testen. Von Mangelerscheinungen kann dann noch gar keine Rede sein, so dass ich dieses Argument als Panikmache abtun möchte. Aus meiner Sicht stehen also die IgG-Gesamt-Tests in einer Aufwand-Nutzen-Relation sehr gut da und ich empfehle und nutze sie regelmäßig und mit großem Erfolg.

---

[156] Vgl. etwa Guo et al. (2012), Alpay et al. (2010) und Aydinlar et al. (2013).

WICHTIGE INTOLERANZEN
THEMA: HISTAMIN

Zunächst noch eine kleine Schleife zurück zur ›echten‹ Allergie, bei der Histamin auch eine Rolle spielt: Wie oben beschrieben, läuft eine allergische Reaktion ab, wenn eine vorherige Sensibilisierung stattgefunden hat. Das heißt, bei einem ersten Kontakt mit dem Allergen müssen bereits spezifische IgE-Antikörper gebildet worden sein. Die gegen das Allergen gerichteten IgE-Antikörper binden sich dann an die Oberfläche der Mastzellen (Mastozyten), Zellen der körpereigenen Abwehr, die Botenstoffe wie Histamin oder auch Heparin speichern. Bei einem weiteren Kontakt mit dem Allergen werden benachbarte Mastzellen durch die Bindung des Allergens an je zwei IgE-Antikörper vernetzt. Diese Vernetzung veranlasst die Mastzellen, Histamin freizusetzen (das heißt ›Degranulation‹). Das Histamin bindet sich an Rezeptoren der umgebenden Gewebszellen und ruft in wenigen Sekunden heftige Symptome hervor. Ausgereifte Mastzellen sind im gesamten menschlichen Gewebe weitverbreitet.

HISTAMININTOLERANZ

Mitunter weisen Patienten jedoch allergieähnliche Symptome auf, ohne dass eine ›echte‹, IgE-vermittelte, allergische Reaktion nachgewiesen werden kann. Die Patienten leiden unter migräneartigen Kopfschmerzen, Flush (Hautrötung), Übelkeit, Durchfall, Atemnot und Herzrasen.

Entsprechende Allergietests auf das Vorliegen einer allergischen Reaktion fallen negativ aus. Patienten laufen Gefahr, als Hypochonder abgestempelt zu werden oder mit der Diagnose ›vegetative Dystonie‹ nach Hause geschickt zu werden. Dabei sollte man eher eine Histaminintoleranz in Erwägung ziehen. Einen ersten Hinweis können die verzehrten Nahrungsmittel liefern, denn eine Histaminintoleranz hebt sich vor allem dadurch von einer Allergie ab, dass die Stärke der Reaktion von der zugeführten Histaminmenge abhängig ist.[157]

Die typischen Symptome einer Histaminintoleranz sind: anfallartiger Durch-

---

[157] Vgl. Schoefer (2007).

fall oder wechselnde Stühle, Blähungen (auch schon morgens), ein generelles
›Rumoren im Bauch‹ oder Bauchschmerzen und -krämpfe, aber auch Verstopfung, Magenschmerzen oder Zungenbrennen. Zusätzlich können zentralnervö-
se Beschwerden wie Müdigkeit, vor allem nach dem Essen, oder migräneartige
Kopfschmerzen auftreten. Dazu kommen eine laufende Nase, Fließschnupfen,
Niesreiz, Augenbrennen, Schwindel oder Hautausschläge – Sie sehen die Ähn-
lichkeiten zu allergischen Reaktionen. Aber auch nur einzelne Symptome sind
individuell möglich.[158]

Nun könnte man denken: Was für ein ›Troublemaker‹ ist denn dieses Histamin? Das wäre aber zu kurz gegriffen, denn Histamin ist nicht nur Übermittler
solcher lästigen Reaktionen, sondern übernimmt auch lebenswichtige Aufgaben im menschlichen Körper. So die Abwehr körperfremder Stoffe im Magen-
Darm-Trakt; darüber hinaus ist es bei der Magensäureproduktion beteiligt und
sorgt mit für die Motilität des Darmes. In unserem Zentralnervensystem nimmt
Histamin eine Rolle als Neurotransmitter ein und beeinflusst unseren Schlaf-
Wach-Rhythmus und die Appetitkontrolle.

Histamin wird in den Mastzellen, in den Basophilen, den Thrombozyten und
in einigen Nervenzellen hergestellt. Zusätzlich zur körpereigenen Produktion
nehmen wir Histamin über die Nahrung auf. Lebensmittel wie Fisch, Wurst,
gut gereifter Käse und Rotwein enthalten viel Histamin. Weil besonders fer-
mentierte Lebensmittel größere Mengen Histamin enthalten, nimmt man an,
dass auch Bakterien des Magen- Darm-Trakts Histamin bilden. Außerdem verursachen bestimmte Arzneimittel, wie beispielsweise Opiate, Muskelrelaxan-
zien oder Röntgenkontrastmittel, eine Freisetzung von Histamin im Körper.[159]

Natürlich gibt es auch natürliche Gegenspieler zum Histamin im Körper: Die
Diaminooxidase (DAO) baut extrazelluläres Histamin im Darm ab, während
die Histamin-N-Methyltransferase Histamin in der Leber verstoffwechselt. Es
ist also zu fragen, ob diese Enzyme in ausreichender Menge vorliegen. Alkohol
und DAO blockierende Medikamente beeinträchtigen ebenfalls den Abbau von
Histamin und können so die Histaminkonzentration im Körper anheben.

---

[158] Vgl. Pfisterer / Mayer (2008).
[159] Vgl. Schoefer (2007).

HISTAMINREICHE UND FREISETZENDE NAHRUNGSMITTEL

	HOHER GEHALT AN HISTAMIN	KEIN ODER GERINGER GEHALT AN HISTAMIN
Milchprodukte	Alle langgereiften Käsesorten wie: Emmentaler, Bergkäse, Quargel, Bierkäse, Gouda, Brie, Parmesan, Edamer, Raclette, Rohmilchkäse, Blau- und Grünschimmelkäse wie Gorgonzola, Roquefort	Weichkäse (z. B. Mozzarella), Butterkäse, Käse nach «Holländischer Art», Camembert, Cheddar, Tilsiter, Mondseer, Schlosskäse, Geheimratskäse, Frischkäse, Feta Sauermilchprodukte wie Joghurt, Quark, Buttermilch
Fisch- und Fleischerzeugnisse	Thunfischkonserven, Makrelen, Sardinen, Sardellen, Heringe, Rollmops, Matjes, Meeresfrüchte	Frischer Fisch
Fleisch- und Wurstwaren	Dauerwürste wie Salami, Kantwurst, Mettwurst, Osso collo, Westfäler Schinken, Geselchtes, Surfleisch, Frankfurter, Bratwurst, Rohwurst, Räucherwurst, Rohschinken, Speck	Frisches Fleisch, Kochwürste, gekochter Schinken
Gemüse	Sauerkraut, Tomaten, Spinat, Essiggemüse, Morcheln, Steinpilze, Auberginen, Avocados, Oliven, Hülsenfrüchte, Soja und Sojasauce	Alle Sorten ausser die links genannten
Obst	Erdbeeren, Himbeeren, Bananen, Ananas, Kiwis, Birnen, Zitrusfrüchte wie Grapefruits, Mandarinen, Orangen, Papayas, Nüsse wie Cashewnüsse, Walnüsse	Alle Sorten ausser die links genannten
Sonstiges	Rotweinessig, Tafelessig, Apfelessig, Backhefe, Hefeextrakt, Schwarztee, Ketchup, Glutamat, flüssige Suppenwürze (z. B. Maggi®)	Essigessenz
Alkoholische Getränke	Rotwein, Champagner, Weizenbiere, obergärige Biere wie Weissbiere, naturtrübe Biere, Spirituosen, Weisswein	–

MÖGLICHE HISTAMINREAKTION IM KÖRPER

	BEREICHE	AUSWIRKUNGEN
>	ZNS	Schwindel, Kopfschmerzen, benebelter Kopf, Migräne, Übelkeit, Erbrechen, Vigilanz, Schlafstörungen
>	Gastrointestinaltrakt	Meteorismus, Diarrhoe, Bauchkrämpfe, gesteigerte Magensäuresekretion
>	Kardiovaskuläres System	Arrythmien, Hypotonie, Anaphylaxie
>	Haut	Flush, Urtikaria, Juckreiz
>	Respirationstrakt	Fliessschnupfen, Niesen, Bronchokonstriktion, Asthma, nasale Obstruktion
>	Genitaltrakt	Dysmenorrhoew

HISTAMIN

Beim Verdacht auf Histaminintoleranz kann eine ›echte‹ Allergie via Pricktest und IgE-Test ausgeschlossen werden. Eine erniedrigte DAO-Aktivität und ein erhöhter Histaminspiegel plus mindestens zwei charakteristische Symptome und die Anamnese deuten auf eine Intoleranz hin. Eine Besserung durch eine histaminarme Diät oder durch Antihistaminika untermauert diese Diagnose. Wird durch eine histaminarme Diät keine Linderung der Symptome erreicht, sind der Nachweis bestimmter histaminbildender Bakterien im Stuhl und eine entsprechende Behandlung mit Probiotika sinnvoll. Einen dauerhaften Therapieerfolg erzielt man in der Regel durch die Reduktion der Histaminaufnahme, sprich, durch die Diät.[160] Eine vielseitige Nahrungsergänzung ist weiterhin sinnvoll. Maßnahmen, die den Abbau des Histamins unterstützen, sind etwa

---

[160] Ebd.

die Einnahme der Vitamine C, B6, Zink sowie von Glutamin und absorbierender Stoffe wie z. B. Huminsäure.

EXKURS: HISTAMIN IN DER FRAUENHEILKUNDE

Ein Blick auf die Rolle von Histamin in diesem Kontext liefert ein weiteres, interessantes Beispiel für die Vernetzung der Systeme im Körper: Ob der ›normale‹ weibliche Zyklus, eine Schwangerschaft oder die Stillzeit: All diese Situationen stellen Ausnahmen für die Histamin-Regulation im Körper dar …

Während der Mens einer Frau wird zunehmend Histamin als Ursache einer ›primären Dysmenorrhoe‹ (wie oben beschrieben), statt wie bisher angenommen Prostaglandin oder Vasopressin, diskutiert. Das liegt daran, dass sich während des Zyklus die Reaktion der Mastzellen ändert. Wenn die Zufuhr über die Nahrung zu hoch ist oder der Abbau des endogen hergestellten Histamins nicht wie normal funktioniert, kann das Histamin die Krämpfe auslösen. Das liegt vielleicht an einem komplexen Wechselspiel mit den Östrogenen, denn beim Eisprung finden sich viel Histamin-Stoffwechselprodukte im Urin: Histamin wird also gut abgebaut. Dagegen sinkt der DAO-Spiegel während der Mens, vor allem zu Beginn (wenn die Krämpfe meistens auftreten), und der Histaminspiegel steigt entsprechend.

Während der Schwangerschaft rückt für die oft auftretende Übelkeit auch das Histamin statt des ›Schwangerschaftshormons‹ hCG als Ursache in den Fokus, denn Anti-Histaminika wirken gut gegen das Übelkeitsgefühl. Auch haben Schwangere im späteren Verlauf weniger mit Allergien zu kämpfen, denn die Plazenta stellt DAO in großen Mengen her, um Kontraktionen der Gebärmutter zu verhindern. DAO liegt dann in bis zu hundertfach höheren Konzentrationen vor und alles Histamin wir gebunden. Nach der Geburt bzw. der Abstoßung der Plazenta normalisiert sich der DAO-Spiegel wieder. Die Plazenta reguliert übrigens auch den Histamin-Spiegel beim ungeborenen Kind. Bei einer Plazentainsuffizienz durch zu viel Histamin bei der Mutter nehmen die Kinder im Mutterleib auch zu viel Histamin auf, worauf eine Entzündungsreaktion folgt. Kinder, die über einen Kaiserschnitt zu Welt kommen, sind noch stärker im Nachteil, weil sie nicht die Mikroorganismen der Mutter bei der Geburt mitbekommen, die später für eine gesunde Ausbildung des Mikrobioms sorgen. Die Zahlen weisen darauf hin, dass dadurch immer mehr Allergiker entstehen.

EINE FÜNFZEHNTE PATIENTENGESCHICHTE

Histaminintoleranz oder Depression?

›Aber ich habe gar keine Depression‹, erklärte mir Senta R. in der Sprechstunde unglücklich, ›und trotzdem soll ich immer diese Tabletten nehmen.‹ Die 67-jährige Patientin wurde seit zwei Jahren mit einem Antidepressivum behandelt und hatte in dieser Zeit ca. acht Kilo zugenommen, was zu ihrer Frustration beitrug.

›Alles fing vor ca. zwei Jahren an, als ich wegen eines Aneurysmas im Kopf operiert werden musste. Das war ein Zufallsbefund, aber gefährlich und deswegen musste es weg.‹ Nach der Operation erwachte Senta R. mit heftiger Übelkeit, war schwach auf den Beinen und fühlte sich lange Zeit schwindelig. Im Krankenhaus wurden mögliche Ursachen noch während des stationären Aufenthaltes durchgecheckt: Infarkt, Schlaganfall, andere kardiologische oder neurologische Ursachen und Erkrankungen des Magens wurden ausgeschlossen. Nach mehreren Wochen quälender Beschwerden, die nun zunehmend auch die Stimmung der Patientin beeinträchtigten, verschrieb ihr der Hausarzt ein Antidepressivum. Tatsächlich half dieses Antidepressivum gegen ihre Beschwerden. Sie hatte zwar versucht, es abzusetzen, aber dann kamen die Beschwerden mit unverminderter Wucht zurück. ›Vor ca. dreißig Jahren hatte ich eine Lungenembolie, und danach auch diese Beschwerden. Daran erinnere ich mich noch. Sie sind dann von selbst nach langer Zeit verschwunden, aber nun ist es, als wären sie nie weg gewesen.‹

In der Anamnese fragte ich sie nach ihrer Verdauung: Das war eine große Baustelle mit dem ›vollen Programm‹: Obstipation im Wechsel mit weichem Stuhl, Blähungen usw. Auch wegen der von der Patientin berichteten ausgesprochen schlechten Verträglichkeit von Alkohol, testete ich Diaminooxidase (DAO – das Enzym, das Histamin abbaut) sowie Histamin im Stuhl, wobei beide Werte deutlich außerhalb der Norm lagen.

Nach der Gabe eines Antihistaminikums trat eine schlagartige Besserung ein, und Senta R. sah sich sofort in der Lage, mit dem Antidepressivum zu stoppen. Die anschließenden Kontrollen waren alle gut. Ich hatte einen Verdacht, der sich im weiteren Verlauf bestätigte: Wenn es bei ihr Veränderungen zum Schlechten gab, dann kamen sie durch histaminreiche Nahrungsmittel! Und die Ursache ihres schlechten Befindens nach den Operationen war, dass bei der Narkose (und insbesondere durch die Kontrastmittelgabe im Rahmen des speziellen Eingriffs) enorm viel Histamin in ihrem Körper freigesetzt worden war. Durch den anhaltenden Stress und histaminreiche Ernährung hielt sie den Histaminspiegel weiterhin hoch, bis das Antihistaminikum das Problem löste.

EINE SECHZEHNTE PATIENTENGESCHICHTE

Dem Histamin auf der Spur

Hier noch eine weitere Patientengeschichte zum Thema Histaminintoleranz, die vor allem zeigt, wie indifferent manche Symptome sein können und wie sehr es dann eine Art ›Detektivarbeit‹ erfordert, um einer möglichen Ursache auf die Spur zu kommen: Zu mir in die Sprechstunde kam ein Mädchen von 14 Jahren, Inga K., mit ihrer Mutter. Ihr Problem war eine andauernde Nausea (Übelkeit), die vor ca. einem Jahr begonnen hatte. Die Beschwerden hatten im Frühjahr angefangen und kamen zunächst monatelang nahezu täglich. Während der Sommermonate gab es eine kleine Pause, und ab September traten die Beschwerden dann wieder auf, erst an einzelnen Tagen, und dann wieder in immer längeren Phasen andauernd. Zu der Übelkeit kamen eine Art Erschöpfung, Kopfschmerz und Konzentrationsstörungen, die dem Mädchen immer öfter den Schulbesuch unmöglich machten. Überhaupt ging meine erste Vermutung in Richtung Schulstress und Psychosomatik, auch, weil z. B. die Beschwerden an Weihnachten und im Sommer laut Bericht der Patientin nicht aufgetreten waren. Die Mutter und auch das Mädchen selbst jedoch erklärten mir glaubhaft, dass es in der Schule initial keinerlei Probleme gäbe. Allerdings finge das Thema nun aktuell an, lästig zu werden, aber nur, weil durch die Fehltage die Leistungen der Tochter schlechter geworden waren, was dann wiederum eine zusätzliche Belastung bedeutete.

Alle Tests und jede Abklärung blieben zunächst ohne Resultat, und ich mach-
te mir schwere Gedanken. Auch alle Maßnahmen zur Symptomlinderung,
pflanzliche und andere Medikamente, wirkten nicht und brachten keine Bes-
serung. Es lag laut Tests keine Allergie vor, Inga K. hatte keine Vorerkran-
kungen und nahm keine Medikamente. Eine Fructoseintoleranz konnten wir
ausschließen. Nur die NMU-Testung hatte bei den ›üblichen Verdächtigen‹
Ei, Milch, Gluten, Hefe und Buchweizen sowie bei Nüssen angeschlagen und
der hohe DAO-Wert der Patientin brachte mich schließlich auf die richtige
Spur: Ich vermutete eine starke Histaminintoleranz. Und tatsächlich: Mit
der Gabe eines Antihistaminikums war die Patientin nach zwei Wochen be-
schwerdefrei! Im weiteren Verlauf erhielt sie einige Supplemente zur Ver-
besserung/Optimierung des Histaminstoffwechsels wie Vitamin C, Zink, B6
und Glutamin.

GLUTENINTOLERANZ

Bei der sogenannten NZGS (Nicht-Zöliakie-Gluten-Sensitivität) handelt es sich
nicht um eine ›echte‹ Weizenallergie und auch nicht um eine Zöliakie.
Die Betroffenen aber quälen Bauchweh, Blähungen, Durchfall und Verstopfung
im Wechsel. Dazu kommen Hautausschläge, Gelenkschmerzen, Depressionen,
Benommenheit oder Schwindel. Alle diese Beschwerden können einzeln oder
sprunghaft wechselnd auftreten. Bei der Untersuchung finden sich keine Im-
munglobuline, kein typischer Histologiebefund mit Zottenatrophie im Darm
und ganz spezifisch auch kein auffälliger Pricktest.

ZOTTENATROPHIE BEI ZÖLIAKIE

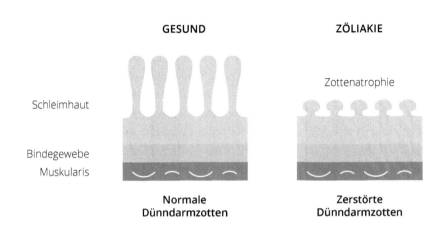

GESUND ZÖLIAKIE

Schleimhaut

Bindegewebe
Muskularis

Zottenatrophie

**Normale
Dünndarmzotten**

**Zerstörte
Dünndarmzotten**

Verhältnis Zottenhöhe – Kryptentiefe

Als Ursachen der NZGS werden verschiedene Dinge diskutiert: Grundsätzlich geht man zunächst von einer nicht immunologisch gesteuerten Reaktion aus: Frukto-Galakto-Oligosaccharide (Mehrfachzucker/Kohlenhydrate), Amylase-Trypsin-Inhibitoren (die Proteine glutenhaltiger Getreidesorten) oder auch Weizenlektine (wie das Weizenkeim-Agglutinin, der natürliche Insekten-Fraßschutz des Getreides, eine Eiweißsubstanz) sind Möglichkeiten von Auslösern. Eine Veränderung der Darmpermeabilität bzw. ein echtes ›Leaky Gut‹ kann die Beschwerden verstärken. Zu stellende Ausschlussdiagnosen sind ein Reizdarm oder die Dünndarmfehlbesiedelung (SIBO). Eine gesicherte Diagnostik ist aufwendig und läuft über einen Provokationstest nach einer strengen Karenzdiät. Weil die Diät sehr mühsam einzuhalten ist, sollte die Diagnose gesichert sein. Aus meiner Sicht lohnt sich immer ein Blick auf den Versorgungsstatus bei den B-Vitaminen, die gegebenenfalls substituiert werden sollten. In der Stuhldiagnostik sollte man die Bifido-Bakterien im Auge behalten und bei der Ernährung auf die Zuführung von einer ausreichenden Menge Ballaststoffen achten.[161]

---

[161] Vgl. dazu Rathel et al. (2016).

EINE SIEBZEHNTE PATIENTENGESCHICHTE

Nahrungsmittelunverträglichkeiten: Kleine Ursache, schlimme Schmerzen
Ein weiteres Beispiel dafür, was eine konsequente Ernährungsumstellung für Gesundheit und Wohlbefinden bedeuten kann, liefert die Geschichte meines Patienten Carlo D.: Erst 22 Jahre alt, litt er unter starken, anhaltenden und rezidivierenden Bauchschmerzen, die bereits die letzten drei Wochen angedauert hatten, bevor er sich mit der Bitte um einen möglichst raschen Termin in meiner Sprechstunde vorstellte. Seit er die Schmerzen hatte, war er wiederholt in der Notaufnahme vorstellig geworden, worauf die übliche Abklärung erfolgte: Ein großes Labor mit Blutbild sowie eine Magenspiegelung wurden zügig durchgeführt – sämtliche Befunde waren jedoch unauffällig. Man schickte ihn jedes Mal mit immer wieder neuen Medikamenten zur Symptom- und Schmerzlinderung nach Hause. Da sich aber dadurch keine Besserung einstellte, wurde er für einen kurzen stationären Aufenthalt zur weiteren Abklärung aufgenommen. Aber auch in der Darmspiegelung und beim MRI des Abdomens konnten keine neuen Erkenntnisse gewonnen werden, so dass er, wiederum mit neuen Schmerzmitteln, entlassen wurde.

Als ich ihn danach fragte, beschrieb er seine Schmerzen wie folgt: Sie begannen jeweils ca. 30 Minuten nach dem Essen drückend und mit einem Völlegefühl im Magen, hielten dann für mehrere Stunden an und wanderten während dieser Zeit in den Mittel- und Unterbauch (also praktisch weiter Richtung Dünndarm und Dickdarm). Aufgrund dieser Beschwerden nach dem Essen hatte Carlo D. in den letzten Wochen schon ungefähr fünf Kilo Gewicht verloren. Sein Stuhlgang war nicht ›normal‹, wie er auf Anfrage angab; vielmehr hatte er wechselnd mit Durchfall und Verstopfung zu kämpfen. Was er über seine Ernährung berichtete, klang gut, ausgewogen und gesund. Vorerkrankungen, insbesondere Magen- und Darmbeschwerden, hatte er keine.

Ich hatte einen Verdacht und führte sofort einen Test auf verschiedene Nahrungsmittelunverträglichkeiten durch, der sich als Volltreffer erwies: Hier nämlich zeigte sich eine starke Reaktion auf etwa ein Drittel der getesteten Nahrungsmittel, insbesondere auf Getreide (Gluten), Casein (den Proteinanteil in Milchprodukten) und Nüsse, aber auch auf einige Gemüsesorten. Carlo D. war erleichtert, dass wir nun ein Ergebnis hatten, mit dem wir weiterarbei-

ten konnten. Obwohl es eine große Umstellung für den italienischstämmi-
gen jungen Mann bedeutete, hielt er die Ernährungsempfehlungen (z. B. keine
Pasta aus Weizen!) sehr konsequent ein. So konnte er bereits nach drei Tagen
der neuen Diät über eine deutliche Besserung der Beschwerden berichten. Im
weiteren Verlauf der Behandlung nahmen wir noch eine Testung der Darm-
flora vor, die lediglich eine leichte Verminderung der anaeroben Darmbakte-
rien ergab. Durch Gabe der entsprechenden Probiotika waren dann die noch
übrigen Beschwerden (ein leichtes Völlegefühl sowie Meteorismus) vollständig
rückläufig und auch der Stuhlgang normalisierte sich gänzlich.

Über ein Jahr hörte ich dann nichts mehr von Carlo D. Er meldete sich zuletzt
nach einem beschwerdefreien Jahr wieder, weil er wegen eines Infektes Anti-
biotika einnehmen musste und danach wieder mit einem Teil der bekannten
Beschwerden zu kämpfen hatte. Flatulenz und Meteorismus verschwanden
aber nach einem erneuten Aufbau der Darmflora, und dem Patienten geht es
weiterhin gut.

LACTOSEINTOLERANZ

Diese oft als ›Modekrankheit‹ abgetane Unverträglichkeit basiert oft auf einem Enzymdefekt: Es fehlt die Laktase, die den Milchzucker verstoffwechselt. Sie spaltet den Zweifachzucker Lactose im Saum der Dünndarmschleimhaut in die Einfachzucker Glukose und Galaktose. Ein Laktasemangel ist oft genetisch bedingt und wird vererbt.

Ein sogenannter ›sekundärer Laktasemangel‹ ist im Gegensatz dazu erworben und meist durch eine andere Erkrankung bedingt. Bei einer Schädigung der Darmschleimhaut generell, bei Zöliakie, bei Morbus Crohn, bei einer Dünn-darmfehlbesiedelung sowie grundsätzlich bei Darmentzündungen tritt der Enzymmangel auf und bei Abheilung der Erkrankung normalisiert sich die Situation wieder. Ein erblich bedingter Mangel ist, global betrachtet, eigentlich ›normal‹, denn ca. drei Viertel der Weltbevölkerung ›leiden‹ darunter.

Die Beschwerden entstehen, weil die nicht verdaute Laktose im Dickdarm ver-gärt. Es bildet sich Wasserstoff, der die Diagnose über einen Atemtest ermöglicht. Zusätzlich wird dabei der Blutzucker gemessen, und geprüft, ob er ansteigt. Die Symptome sind denen einer Fructosemalabsorption ähnlich, denn bei beiden Intoleranzen handelt es sich um Kohlenhydratunverträglichkeiten: Gasbildung mit Flatulenz und Völlegefühl, Durchfälle mit Schleim und Krämpfe treten auf. Oft wird auch ein Reizdarm diagnostiziert, weil die Symptome recht unspezifisch sind.

Auch hat nicht jeder, der Laktasemangel hat, Beschwerden. Manchmal gibt es auch noch eine Restaktivität der Laktase. Bei einer Diät sind Milch, Milchprodukte und Milchzucker als Zutat in verarbeiteten Speisen oder Getränken zu meiden. In Ausnahmefällen, wenn man auswärts isst ist eine orale Substitution der Laktase möglich. Bei einer strengen Diät muss die Kalziumzufuhr gesichert werden.[162] Wichtig zu wissen ist auch, dass eine Ernährungsumstellung nicht für ›ewig‹ sein muss. Nach einer völligen Abstinenz für einige Zeit, kann man sich wieder ›einschleichen‹ und ausprobieren, was für einen selbst funktioniert und was nicht.

EINE ACHTZEHNTE PATIENTENGESCHICHTE

Nahrungsmittelunverträglichkeiten machen vor Jugend nicht halt
Britta G. war 15 Jahre alt und kam wegen krampfartiger Bauchschmerzen zu mir. Sie war ›immer schon ein Bauchschmerzkind gewesen‹, wie sie mir sagte, aber früher kamen die Schmerzen nur selten, nicht täglich und waren auch nicht so stark und einschränkend. Inzwischen ›schlug ihr alles auf den Magen‹, wie sie sagte und sie hatte seit ca. einem Jahr fast täglich diese Bauchschmerzen, krampfartig im ganzen Bauch, oft kombiniert mit Kopfschmerzen hinter der Stirn. Dazu kamen häufig ein geblähter Bauch, Übelkeit und ein weicher Stuhl drei- bis viermal am Tag. Sie hatte kein ständiges Völlegefühl, aber das Essen lag ihr oft wie ein Stein im Magen. Die Kopfschmerzen waren nicht migräneartig, sie hatte keine Sehstörungen und ihr Gewicht war stabil sowie ihre Energie gut. Sie wollte auch gerne Sport machen, außer wenn die Kopfschmerzen zu stark waren. Ihr Kinderarzt hatte bei der Abklärung Vorarbeit geleistet: Er

---

[162] Vgl. Körner/Schareina (2010).

hatte im Blutbild keine Auffälligkeiten festgestellt und Laktoseunverträglich-keit sowie Zöliakie ausgeschlossen.

Meine erste Testung ergab auch keine hormonellen Unregelmäßigkeiten. Wei-terhin waren Tests auf Helicobacter und ein erneutes kleines Blutbild ohne Befund: Lediglich Brittas Eisenwert war etwas tief. Allerdings entdeckten wir einige Nahrungsmittelunverträglichkeiten ebenso wie eine deutliche Dysbiose mit auffälligen Verdauungsrückständen. Eine Ernährungsumstellung bespra-chen wir ausführlich, und ich verordnete eine Darmsanierung mit Probiotika sowie Maßnahmen zur Verbesserung der Fettverdauung.

Bei der Kontrolle nach vier Wochen erzählte die Patientin, dass sie keine Krämpfe mehr hatte, nur noch gelegentlich leichtes ›Bauchzwicken‹. Ich nahm die Ergebnisse ihrer Tests mit ihr durch und wir begannen mit einer Sanierung der Darmflora durch Präbiotika, Probiotika und Bitterstoffe.

Nach weiteren vier Wochen war Britta G. fast beschwerdefrei. Es fiel ihr sehr leicht, sich an die notwendige Ernährungsumstellung zu halten, weil es ihr nun so gut ging. ›Kleine Ernährungsfehler‹ konnte sie sich inzwischen auch leisten; die wurden ihr vom Körper ›verziehen‹.

FRUCTOSE- UND SORBITINTOLERANZ

Fruchtzucker (Fructose) kommt in vielen frischen Lebensmitteln vor und findet sich in Obst, Fruchtsäfte und verschiedenen Gemüsesorten. Ob eine Fructo-seintoleranz zum Tragen kommt, hängt hier auch von der aufgenommenen Menge ab. Der Verarbeitungsmechanismus ist nämlich an die Kapazität eines sehr spezifischen ›Transporters‹ (GLUT-5, ein Transportprotein) gekoppelt, der die Verstoffwechselung im Zwölffingerdarm vornimmt. Ist der überlastet oder ›übersättigt‹, wandert die Fructose bis in den Dickdarm und wird dort von den Bakterien verstoffwechselt, die sich stark vermehren. So kommt es durch Gärung wieder zu den bekannten Beschwerden (siehe Lactoseintoleranz). Tatsächlich wird es ab einer aufgenommenen Menge von 30 bis 50 Gramm auch für Gesunde schwierig, die Fructose zu verarbeiten. Auch hier ist es so, dass entzündliche Erkrankungen des Darms oder eine Fehlbesiedelung die Beschwerden auslösen oder verschlimmern können. Durch eine dann veränderte Darmflora kann es bei Fructoseintoleranz beispielsweise zu einem Mangel an Folsäure, Zink oder der Aminosäure Tryptophan kommen. Besonders Letzteres ist signifikant, weil Tryptophan im Körper in Serotonin umgewandelt wird. Und wenn das fehlt, sind weitere Darmbeschwerden und andere Störungen vorprogrammiert ....

Die Diagnose der Fructoseintoleranz erfolgt über einen Wasserstoff-Atemtest.

Sorbit als Zuckeraustauschstoff ist ein Zuckeralkohol und kann die Fructose-Absorption noch weiter hemmen, verschlimmert also u. U. die Beschwerden, weil es mit der Fructose um den ›Transporter‹ konkurriert. Die Resorption von Sorbit ist sowieso schwierig und langsam. Häufig liegt die Verträglichkeitsgrenze bei zehn bis 20 Gramm.

Das Auftreten der Beschwerden hängt in beiden Fällen von der individuellen Toleranz, von der Transitzeit im Darm und dem Zustand der Darmflora ab. Die Aufnahme von zu viel Fruktose fördert auch eine Dünndarmfehlbesiedelung. Dies lohnt sich zu prüfen, denn in einem solchen Fall können die Beschwerden auch während einer fructosefreien Diät bleiben. Auf Sorbit zu verzichten, ist recht einfach: man muss nur die sogenannten ›zuckerfreien‹ Produkte meiden. Bei einer strengen fructosefreien Diät muss wieder die Nährstoffzufuhr sichergestellt werden: Eine Substitution mit Folsäure, Vitamin C, Kalium, Magnesium und evtl. auch Zink kann hier helfen.

DIE ›KLASSIKER‹: DIVERTIKULITIS, MORBUS CROHN UND COLITIS ULCEROSA

Und schließlich sind auch die ›klassischen‹ entzündlichen Darmerkrankungen auf dem Vormarsch. Die These, dass unsere modernen Lebensbedingungen mit Stress, ungesunden Ernährungsgewohnheiten, ständiger Erreichbarkeit sowie Bewegungsmangel dies begünstigen, ist nicht von der Hand zu weisen und erfährt aktuell in Studien immer größere Aufmerksamkeit.[163]

---

[163] Vgl. etwa Zou et al. (2018).

Ich will hier ganz kurz auf die drei häufigsten Erkrankungen eingehen und gegen Ende zwei Geschichten von erfolgreichen Behandlungen liefern.

DIVERTIKULITIS

Eine Gewebeschwäche oder zunehmendes Alter (also die altersbedingte Schwächung des Bindegewebes und der Muskulatur um die Darmwand) waren bis dato die am meisten beachteten Risikofaktoren für das Entstehen einer Divertikulitis. Im Dickdarm bilden sich in einem solchen Fall Ausstülpungen (Divertikel) in der Schleimhaut. Setzen sich dort Reste des Nahrungsbreis während der Passage fest, kann es durch Verdickung des Inhaltes zu schmerzhaften Entzündungen kommen. Schmerzen, Fieber, Übelkeit und wechselnder Stuhl sind dann die Folgen. Im schlimmsten Fall drohen ein Darmverschluss (Ileus) oder eine Perforation des Darmes, ein Abszess oder eine Fistelbildung mit anschließender Bauchfellentzündung (Peritonitis). Oft sitzen die Divertikel im linken, absteigenden Teil des Dickdarms (Sigma) und machen Beschwerden, die einer Blinddarmentzündung ähnlich sind. Da diese in einem solchen Fall aber rechts auftreten würden, spricht man bei der solchen Beschwerden im Rahmen der Divertikulitis auch von einer ›Linksseiten-Appendizitis‹.

Gerade im Frühstadium der Erkrankung lohnt sich ein Blick auf die Darmflora, denn meist geht eine Divertikelkrankheit mit einer Dysbiose einher. Insbesondere der Lactobazillus Casei scheint dann zu fehlen, aber es gibt auch Studien, die ein generelles Fehlen von Lactobazillen für die Krankheit verantwortlich machen. Hier lässt sich durch die Gabe von bestimmten Probiotika und Präbiotika gut gegensteuern. Diese fördern dann das Gleichgewicht aller Funktionen des Mikrobioms und es kommt zu einer vermehrten Ansiedlung von ›guten‹ Bakterien und einer Hemmung der Ausbreitung von Pathogenen. Weiterhin besitzen eben besonders die Lactobazillen spezifische immunstimulierende Mehrfachzucker, die die Enterozyten nähren und so das Immunsystem in Abwesenheit einer entzündlichen Reaktion anregen. Und dann wirken die Lactobakterien selbst noch antientzündlich, weil in ihrer Anwesenheit entzündungsfördernde

Signalwege herabreguliert und gleichzeitig entzündungshemmende Zytokine vermehrt gebildet werden.[164]

MORBUS CROHN

Beide chronisch entzündlichen Darmerkrankungen verlaufen schubweise und gehen mit Bauchschmerzen und Durchfall einher. Beim Morbus Crohn haben wir es mit einer Autoimmunerkrankung zu tun, die von Mundhöhle bis zum After auftreten kann. Meist sind der untere Dünndarm oder der Dickdarm, nur selten ist die Speiseröhre betroffen. Es treten Bauchschmerzen mit oft blutigen Durchfällen auf. Die Beschwerden konzentrieren sich häufig auf den rechten Unterbauch und beginnen nach dem Essen. Im Blutbild finden sich Entzündungszeichen oder auch eine Anämie. Dadurch, dass alle Schichten des Darms betroffen sein können, kann es zu Komplikationen wie Darmverschluss, Fisteln und Abszessen oder sogar zu einem Darmkarzinom kommen. Auch können ganze Darmabschnitte verkleben. Typisch für Morbus Crohn sind beschwerdefreie Phasen und ein Befall, der ganze Darmabschnitte auslässt (›Skip‹). Auch extraintestinale Symptome wie Gelenksentzündungen, Aphten, Entzündungen der Augen treten häufiger auf.

Es liegt kein ›Erreger‹ vor, der sich als Ursache nachweisen ließe, hingegen sind multifaktorielle Ursachen im Gespräch. Rauchen spielt wohl eine Rolle, und auch psychische und genetische Faktoren werden als Auslöser diskutiert. Häufig liegt zeitgleich eine Barrierestörung vor (›Leaky Gut‹, s.o.), so dass eine Stärkung der Darmflora sich auch hierbei als segensreich erweisen kann. Was sich noch tun lässt, illustriert die folgende Patientengeschichte:

EINE NEUNZEHNTE PATIENTENGESCHICHTE

Darm gut, vieles besser
Zu mir in die Praxis kam der 79-jährige Physiker Gernot F.. Er klagte über chronische Magen-Darm-Probleme und hatte seit über einem Jahr mit Durchfällen

---

[164] Vgl. dazu Ojetti et al. (2018), Turco et al. (2017), und Tursi (2010).

zu kämpfen. Die erste Information dazu, die er mir gab, war, dass er schon erfolgreich gegen Blastozystis hominis (ein einzelliger Parasit, mit dem man sich in wärmeren Ländern öfter infiziert) behandelt worden war und auch vor ca. acht Jahren schon einmal wegen einer Parasiteninfektion therapiert worden war.

Zu diesen Hauptbeschwerden gab es einige interessante Nebenbefunde, die teilweise, aber nicht alle altersbedingt waren: Dann und wann litt der Patient unter wechselnden Gelenkproblemen, etwa an Ellbogen oder Knie. Seit 2007 hatte er einen Pacemaker und sein Blutdruck war zu hoch. Daneben litt er an Osteopenie, die Vorstufe zur Osteoporose. Er war auch schon wegen eines Knochenbruchs in Behandlung gewesen und in der Klinik mit den Vitaminen D3 und K2 sowie mit Testosteron-Gel behandelt worden. Trank Gernot F. abends mal ein Glas Wein oder zwei, bekam er Muskelkrämpfe. Seine Prostata war vergrößert. Geistig war er topfit.

Wir begannen mit einer Vollblutanalyse sowie einer Testung von Immunglobin 1-4 und von verschiedenen Nahrungsmittelunverträglichkeiten. Gernot F. hatte im Vorfeld auch schon immer mal auf verschiedene Nahrungsmittel verzichtet (Gluten, Ei), aber damit kaum Wirkung erzielt. Auch eine erste Therapie mit Probiotika war im Hinblick auf die schlimmsten Beschwerden wirkungslos geblieben: Sein Stuhlgang war regelmäßig und kam täglich, aber immer in der Form von Durchfällen und war mit lästigen Blähungen verbunden.

Die Ergebnisse der Testungen waren gemischt: Das Blutbild von Gernot F. war altersbedingt gut: lediglich einen Selen- und Vitamin D-Mangel glichen wir aus. Die Tests zu den Nahrungsmittelunverträglichkeiten waren recht eindeutig und aussagekräftiger als das Resultat des Immunglobintests gG4. Der Patient mied in Zukunft Weizen, Milch, Hefe und Gerste. Außerdem waren die Darmflora gestört und ungleichgewichtig sowie der DAO-Wert zu hoch. Mit der Berücksichtigung der Unverträglichkeiten wurden die Stuhlbeschwerden zu fast 80 Prozent besser.

Aber wir mussten noch konzertierter zupacken, denn die anfängliche Besserung ließ wieder nach und der Stuhl wurde wieder weicher. Mit weiteren Tests schlossen wir noch eine Histamin- und eine Fructoseintoleranz aus. Die

Dysbiose griffen wir mit einer intensiven Probiotikabehandlung an und ich gab Huminsäure und einige Aminosäuren zur Entzündungshemmung, weil ich zwar keinen Morbus Crohn, aber doch ein längerfristig andauerndes Entzündungsgeschehen vermutete. Nach zwei Monaten und weiterer Besserung passten wir die Probiotika nochmals an und starteten ergänzend mit Phytotherapie: Ich gab Gernot F. Brennessel und Sägepalme für seine Prostatahyperplasie und für den Darm Kamille und Myrrhe zur weiteren Entzündungshemmung. Speziell gegen die Durchfälle begann er noch mit den Homöopathika Fortakehl D4 und Okoubassan D2-Tropfen und zur Förderung der allgemeinen Verdauung ein Präparat aus Papayafrüchten.

Nach insgesamt drei Monaten hatte der Darm sich deutlich beruhigt (Gernot F. nahm weiter Rücksicht auf seine Intoleranzen) und die Verdauung des Patienten war relativ normal. Durchfall kam noch selten vor. Blähungen traten noch manchmal auf, aber viel seltener als vorher.

Die erneute Stuhlanalyse bestätigte eine deutliche Besserung: Entscheidende Keime (Bifidus- bzw. Akkermansiabakterien) hatten sich regeneriert, und der ursprünglich erhöhte Alpha-Antitrypsinspiegel war im Normalbereich.

COLITIS ULCEROSA

Hier ist eine Abgrenzung zum Morbus Crohn oft schwierig. Festhalten kann man nur, dass sich der Morbus Crohn im Darm an anderer Stelle manifestiert als eine Colitis Ulcerosa, häufiger operiert werden muss und auch noch öfter zu Krebs entartet.

Die Colitis Ulcerosa tritt am häufigsten im Dickdarm auf und betrifft die gleichmässig die oberste Schleimhaut (Mukosa und Submukosa). Die Schleimhaut ist verdickt und es bilden sich Geschwüre. Symptome sind Schmerzen, blutig-schleimige Durchfälle, Koliken oder Fieber. Dazu finden sich Mutationen in der Darmflora, schubbedingte Zuckerunverträglichkeiten und Komorbiditäten wie Arthritis oder Entzündungen der Haut und der Augen. Das Blutbild zeigt Entzündungszeichen wie erhöhte Leukozytenwerte und eine erhöhte Senkung;

dazu kommt oft eine Anämie. Das Krebsrisiko ist erhöht, und es kommt zu Mangelerscheinungen durch schlechte Nährstoffresorption (Malabsorption).

Stress wird als Ursache oder als stark beeinflussender Faktor diskutiert, vielleicht liegt auch eine krankhaft erhöhte Immunreaktion vor – es gibt hier noch keine einhellige Meinung in der Forschung. Umso interessanter der Erfolg einer meiner Therapieansätze:

EINE ZWANZIGSTE PATIENTENGESCHICHTE

Ein umfassender Therapieansatz bei Colitis Ulcerosa

Der 37-jährige Ingenieur Marco S. litt schon seit Jahren an Colitis Ulcerosa, wie er mir bei unserem ersten Gespräch in der Sprechstunde erzählte. Er hatte mit den für die Krankheit typischen schleimig-blutigen Durchfällen, mit Bauchschmerzen, gelegentlich mit Fieber, mit Abgeschlagenheit und mit Appetitlosigkeit zu kämpfen. Die Beschwerden traten typischerweise in Phasen und Schüben auf: Drei bis vier Mal im Jahr war er für jeweils zehn bis 20 Tage krank. Behandelt wurden die Schübe klassisch mit einem Cortisonstoß, aber auch zwischen den Schüben hatte er oft leichte Schmerzen, wie ein Zwicken, war gebläht und litt fast immer unter weichem, schmierigem und fettigem Stuhlgang. Zur Ruhe kam er selten, denn sein Job war stressig, und bei Stress wurden die Symptome stärker.

Wir beraumten die relevanten Tests an und die Ergebnisse ergaben schnell ein paar Erfolg versprechende Anhaltspunkte: Im Vitaminstatus hatte Marco S. sehr tiefe Werte bei den Vitaminen D, B12, B6 und Vitamin A – was vor allem auf eine Malabsorbtion hindeutete. Die Darmfloraanalyse ergab relevante Entzündungsmarker: Calprotectin und Alpha1 Antritrypin waren erhöht. Dann lag weiterhin eine deutliche Dysbiose, eine Fehlbesiedelung, mit sehr viel E. Coli und Klebsiella vor. Darüber hinaus war das Zonulin deutlich erhöht – ein Hinweis auf einen ›Leaky Gut‹, für den bei Colitis grundsätzlich ein höheres Risiko vorliegt. Dann gab es einen Darmpilz (Candida) sowie Verdauungsrückstände von Fett, Protein und Zucker, was die schlechte Verdauung widerspiegelte.

Wir begannen mit einer Darmsanierung: Zuerst gab ich Bentonit und Huminsäure zur Entgiftung und Bindung der Giftstoffe und ein nicht resorbierbares Antimykotikum, das nur im Darm wirkt. Danach ersetzten wir gezielt die fehlenden Bakterien mittels Probiotika und ergänzten die Behandlung noch mit Glutamin, Lecithin und zahlreichen anderen, die Darmschleimhaut regenerierenden Vitaminen und Spurenelementen. Mit Bitterstoffen regten wir die Funktion der Leber und der Gallenblase an, was weiter bei der Entgiftung und der Verdauung selbst half. Zusätzlich empfahl ich dem Patienten noch, Entspannungsverfahren wie Yoga oder Meditation in seinen Alltag zu integrieren. Er sollte sich etwas suchen, das ihm Freude machte und für ihn auch regelmässig machbar wäre. Dann sollte Marco S. seine Ernährung umstellen – entsprechend der Nahrungsmittel-Testung, die wir vorgenommen hatten. Weiter hatten wir eine Histaminintoleranz und eine Fructoseintoleranz ausgeschlossen.

Bei der Kontrolle nach drei Monaten konnten wir eine wesentliche Besserung der ›ständigen leichten‹ Verdauungsbeschwerden verbuchen, es gab keine starken Bauchschmerzen mehr, bislang auch keinen Colitis-Schub, der Stuhl war kompakter, und Meteorismus und Flatulenzen waren etwa auf die Hälfte reduziert. Bei der folgenden Darmspiegelung war der Befund ›so gut wie noch nie‹!

Wir blieben am Ball und bei den Kontrollen nach weiteren drei, sechs und 12 Monaten gab es nur gute Nachrichten: Marco S. hatte gar keine Colitis-Schübe mehr! Nur selten hatte er noch Bauchbeschwerden, war ganz wenig gebläht und hatte nur mehr selten weichen Stuhl. Seine stärker ausgeprägten Intoleranzen (vor allem bei Milchprodukten) beachtete er, denn hier hatten Diätfehler lästige Konsequenzen: Die leichten Bauchbeschwerden, Blähungen und der weiche Stuhlgang kehrten dann wieder. Durch die direkte Reaktion auf ›falsches‹ Essen fiel es ihm aber recht leicht, auf die entsprechenden Nahrungsmittel zu verzichten. Wir setzten die Behandlung mit den Supplementen und Probiotika für insgesamt sechs Monate fort – bis die entsprechende Kontrolle gute Werte ergab.

Die Laborwerte überprüften wir nach 12 Monaten: Heraus kam eine Normalisierung der Blutwerte, und es war keine Substitution mehr notwendig – bis auf Vitamin D im Winter. Das bedeutete, dass sich seine Malabsorption re *generiert hatte. Weiterhin hatten sich die Entzündungswerte Calprotectin und Alpha1 Antitrypsin normalisiert und auch der Indikator für das ›Leaky Gut‹, Zonulin, war nicht mehr auffällig.*

Marco S. war sehr froh und dankbar. ›Hätte ich nur gewusst, dass es diese Möglichkeiten gibt, wäre ich vielleicht schon früher gesund geworden‹, sagte er. ›Auch, wenn die drei bis vier Schübe der Colitis einigermaßen erträglich waren, bin ich sehr froh, jetzt kein Cortison mehr zu brauchen!‹

EXKURS: VITALSTOFFE – ERGÄNZEN, AUFBAUEN UND HEILEN

Vitamine, Spurenelemente und andere Vitalstoffe spielen eine Schlüsselrolle bei der ganzheitlichen Therapie von Darmerkrankungen. Sie können helfen und heilen, aber oft müssen sie auch grundsätzlich substituiert werden, weil die Nährstoffaufnahme durch die Grunderkrankung gestört ist oder weil eine Medikamenteneinnahme ›Raubbau‹ an den Reserven des Körpers betreibt und so Mangelerscheinungen entstehen. Weiterhin kann das Einhalten spezieller Diäten eine Ursache eine Ursache dafür sein, dass bestimmte Stoffe dem Körper nicht mehr in ausreichender Menge zur Verfügung stehen. Oder Durchfälle rauben dem Körper Mineralstoffe und Spurenelemente, und chronische Entzündungsprozesse sind ebenfalls Großverbraucher von Mikronährstoffe, die dann woanders wieder fehlen … Es gibt also viele Gründe, hier ein besonderes Augenmerk auf die Vitalstoffversorgung zu richten.

Hier ein paar konkrete Beispiele, wie unser Vitalstoffhaushalt durch Darmerkrankungen beeinflusst sein kann:

- Eine erkrankte Darmwand nimmt Folsäure und Vitamin B12 nur unzureichend auf. Bestimmte Medikamente hemmen die Aufnahme dieser Vitamine noch zusätzlich.

- Alle B-Vitamine sind darüber hinaus generell wichtig für unseren Energiestoffwechsel und helfen zudem beim Abbau des zellschädigenden Homocysteins. Vor allem an Morbus Crohn erkrankte Patienten haben einen zu hohen Homocysteinwert im Blut (Hyperhomocysteinämie). Forscher diskutieren außerdem, ob Homocystein zur Entwicklung von Darmkrebs beiträgt als Folge der chronischen Entzündung im Darm.

- Das Vorhandensein einer ausreichenden Menge von B-Vitaminen ist außerdem Voraussetzung für eine gesunde Darmschleimhaut, weil sie notwendig für die Teilung von Zellen und somit für Reparaturvorgänge im Darm sind. Die fettlöslichen Vitamine A, D, E und auch K werden unter Umständen ebenfalls nur eingeschränkt aufgenommen, weil bei bestimmten Erkrankungen nicht genug Gallensäure vorhanden ist, um sie richtig zu verarbeiten. Dabei ist Vitamin D für Darmpatienten besonders wichtig: Es hilft dabei, Entzündungsbotenstoffe zu regulieren und kann dadurch überschießende Entzündungen verhindern.

- Ein Mangel an Magnesium und Kalzium ist ebenfalls häufig. Durch den Mangel an diesen Vitalstoffen haben Betroffene unter anderem ein höheres Osteoporose-Risiko. Aber auch ein zu viel ist nicht gesund …

- Bei Blutungen kann es zu einem erhöhten Verlust an Eisen kommen. So leiden etwa viele Colitis-Ulcerosa-Patienten an einer Anämie, die klinisch auf einen Eisenmangel hindeutet. Häufig sind die Eisenwerte im Serum zu niedrig. Liegt aber tatsächlich eine Entzündung vor, ist die Beurteilung der Eisenspeicher nur anhand der Bestimmung des Serum-Ferritins verlässlich. Denn weil der Körper bei Entzündungen vermehrt Eisen speichert, kann sich eine chronische Entzündung als Eisenmangelanämie zeigen – obwohl die Eisenspeicher voll sind. Und noch etwas ist zu beachten: Weil Eisen im Körper prooxidativ wirkt, kann sich eine zusätzliche Gabe ungünstig auf die Entzündung auswirken. Deshalb sollte eine Eisengabe nur erfolgen, wenn die Serum-Ferritinwerte im Mangel sind, also die Eisenspeicher im Körper leer sind.

- Eine ausreichende Gabe von ›Antioxidantien‹ wie der Vitamin E und C, bestimmte pflanzliche Wirkstoffe und des Spurenelements Selen ist ebenfalls wichtig, da ein Entzündungsprozess puren oxidativen Stress bedeutet. Antioxidantien sind zudem in der Lage, die freien Radikale zu neutralisieren, die bei Entzündungen vermehrt freigesetzt werden. Lässt man den Dingen hier seinen Lauf, führen die freien Radikale zu weiterer Gewebeschädigung.

- Zink wirkt ebenfalls antioxidativ und wird vermehrt für die Regeneration der geschädigten, entzündeten Schleimhaut benötigt. Und bei Fettstühlen etwa ist die Zinkaufnahme über den Darm stark herabgesetzt.

Sehr nützlich kann auch die Gabe von Omega-3-Fettsäuren sein, denn sie haben eine entzündungshemmende Wirkung und können so die Entzündungsprozesse im Darm abschwächen. Der Körper stellt aus diesen Fettsäuren entzündungshemmende Botenstoffe her und verhindert gleichzeitig, dass weitere Stoffe entstehen, die die Entzündung fördern. Entzündungsprozesse im Darm werden so abgeschwächt, die beschwerdefreie Zeit von Patienten verlängert. Bestimme Pflanzenstoffe hemmen Entzündungen im Dickdarm und stärken die Zellverbindungen der Darmschleimhaut. Weiterhin nutzen ›gute‹ Darmbakterien diese Pflanzenstoffe als Nahrungsquelle, was die Zusammensetzung der Darmflora günstig beeinflusst. Gute Erfahrungen bei chronisch-entzündlichen Darmerkrankungen habe ich vor allem mit Curcumin aus Kurkuma gemacht, das verschiedene Entzündungszeichen verringert.

Die Aminosäure Glutamin dient den Zellen der Dünndarmschleimhaut als Nahrung, und ist wichtig für die Zellteilung und somit für eine gesunde Darmbarriere. Die Einnahme von Glutamin kann also verhindern, dass Darmbakterien die Darmbarriere überwinden. Ein Glutaminmangel führt im Gegenzug zu einer gesteigerten Durchlässigkeit der Dünndarmschleimhaut: Krankheitserreger aber auch Darmbakterien gelangen so ins Blut und können die chronischen Entzündungen auslösen oder verstärken.

Und last but not least ist auch das Coenzym Q10 noch in dieser illustren Reihe zu erwähnen: Ein Fänger freier Radikaler, wie er im Buche steht, schützt Q10 das ›Kraftwerk‹ unserer Zellen, die Mitochondrien vor zellulären Alterungsprozessen, wie sie durch freie Radikale ausgelöst werden. Darum wird ihm eine starke regenerative Wirkung (auch bei und nach Entzündungen) bis hin zum Schutz vor bestimmten Krebserkrankungen zugeschrieben. [165]

In meiner Praxis arbeite ich häufig mit Präparaten die für unsere Patienten entwickelt wurden und den Bedarf an diesen Vitalstoffen optimal decken. In einigen Fällen ist eine orale Gabe der Nährstoffe womöglich nicht ausreichend. Wenn die Darmschleimhautfunktion infolge der Entzündung sehr stark herabgesetzt ist, kann man die richtige Aufnahme der Mikronährstoffe im Körper nur durch Infusionen sicherstellen.

---

[165] Vgl. Burgerstein (2018).

AUSBLICK

Das ist der Schluss dieses Buches, aber wir sind noch lange nicht am Ende. Im Gegenteil. Wegen unserer sehr guten Erfolge mit und der großen Nachfrage nach unserer Behandlung, sind wir dabei, weitere Praxen an neuen Standorten zu planen, um diese Art der Medizin vielen Patienten zugänglich machen zu können. Allerdings ist es nicht einfach, gute Kollegen zu finden, die unsere spezielle Kombination aus Schulmedizin und Komplementärmedizin umsetzen wollen und können.

Genau das aber wäre dringend notwendig, weil wir in unserer täglichen Arbeit merken, wie groß der Bedarf ist – und dass er weiter wächst. Erschöpfung und immer schnell wachsender Leistungsdruck sind Themen, die schon Kinder betreffen und uns alle zunehmend bis zur Rente begleiten werden. Nahrungsergänzungsmittel, wie die von uns mit entwickelte Produkte, sind darauf zwar eine der möglichen Antworten, aber alleine nicht genug. Mehr dazu in meinem nächsten Buch.

LITERATUR- UND QUELLENVERZEICHNIS

A. BÜCHER, ARTIKEL UND STUDIEN

Alcock, J. et alii: *Is eating behavior manipulated by the gastrointestinal micro-biota? Evolutionary pressures and potential mechanisms.* In: BioEssays, 2014 Oct;36(10):940-9.

Alpay, K. et alii: *Diet restriction in migraine, based on IgG against foods: a clinical double-blind, randomised, cross-over trial.* In: Cephalagia, 2010, July, 30(7), 829-37.

Aminmansour, B.: *Effects of progesterone and vitamin D on outcome of patients with acute traumatic spinal cord injury; a randomized, double-blind, placebo controlled study.* In: Journal for Spinal Cord Medicine 2016 May; 39(3):272-80.

Armbruster, J.: *Schilddrüsenfunktionsstörungen. Kleines Einmaleins der Diagnostik und Therapie.* In: EHK 2014; 63: 119–122.

Arrieta, M.C. et alii: *Early infancy microbial and metabolic alterations affect risk of childhood asthma.* In: Science Translational Medicine. 2015. 7(307):307.

Aydinlar, E.L. et alii: *IgG-based elimination diet in migraine plus irritable bowel syndrome.* In: Headache, 2013, March, 53(3), 514-25.

Bachmann, G. et alii: *Female androgen insufficiency: the Princeton consensus statement on definition, classification, and assessment.* In: Fertility and Sterility. 2002; 77(4):660-5.

Bayer, W./Schmidt, K. (1): *Das Leaky-Gut-Syndrom – Grundlagen und Labordiagnostik.* In: OM – Zs. f. Orthomol. Med. 2015; 2; 6-9.

Bayer, W./Schmidt, K. (2): *Labordiagnostik und Therapie bei Verdacht auf Reizdarmsyndrom.* In: OM – Zs. f. Orthomol. Med. 2015; 2; 24-25.

Beck, T.: *Natürliche Hormone (Die Rimkus®-Methode).* Südwest Verlag, München. 2016.

Bieger, W.: *Neurostress – eine Analyse. Teil 1: Stressbewältigungsmechanismen.* In: OM – Zs. f. Orthomol. Med. 2014; 4: 24–28.

Ders.: *Neurostress – eine Analyse. Teil 2: Gesundheitsstörungen und Neurostressprofil.* In: OM – Zs. f. Orthomol. Med. 2014; 4: 31–33.

Brakebusch, L. / Heufelder, A.: *Leben mit Hashimoto-Thyreoiditis.* W. Zuckschwerdt Verlag, München. 2016.

Burgerstein, U.: *Handbuch Nährstoffe: Vorbeugen und heilen durch ausgewogene Ernährung: Alles über Vitamine, Mineralstoffe und Spurenelemente.* Trias Verlag, Stuttgart. 2018.

Cai, H. et alii: *Pregnenolone-progesterone-allopregnanolone pathway as a potential therapeutic target in first-episode antipsychotic-naïve patients with schizophrenia.* In: Psychoneuroendocrinology. 2018; 90:43-51.

Clark, A. / Mach, N.: *Exercise-induced stress behavior, gut-microbiota-brain axis and diet: a systematic review for athletes.* In: Journal of the International Society of Sports Nutrition. 2016. 24, 13:43.

Coit, P. / Sawalha, A.H.: *The human microbiome in rheumatic autoimmune diseases: A comprehensive review.* In: Clinical Immunology. 2016.170, 70-9.

Cornelius, Peter: Handout Receptura Apotheke. Hormonersatztherapie mit bioidentischen Hormonen. Personalisierte Rezepturen: *DHEA.* 2002.

Davis, W.: *Weizenwampe: Warum Weizen dick und krank macht. Goldmann Verlag,* München. 2013.

Detlaff, S.: *Burnout-Syndrom.* In: OM & Ernährung 2008 / 122, Sonderdruck, 1-8.

Donders, G. et alii: *Ultra-low-dose estriol and Lactobacillus acidophilus vaginal tablets (Gynoflor(®))* for vaginal atrophy in postmenopausal breast cancer patients on aromatase inhibitors: pharmacokinetic, safety, and efficacy phase I clinical study, in: Breast Cancer Research and Treatment, 2014 Jun;145(2):371-9.

Dorgan, J.F. et alii: *Serum hormones and the alcohol-breast cancer association in postmenopausal women.* Journal of National Cancer Institute, 2001; 93: 710-715.

Du, Y.I.: *Percutaneous progesterone delivery via cream or gel application in postmenopausal women: a randomized cross-over study of progesterone levels in serum, whole blood, saliva, and capillary blood.* In: Menopause. 2013; 20(11):1169-75.

Englert, S.: *Großes Handbuch der chinesischen Phytotherapie, Akupunktur und Diätetik.* Verlag für ganzheitliche Medizin, Bad Kötzting. 2003.

Fasano, A.: *Die ganze Wahrheit über Gluten.* Südwest Verlag, München. 2015.

Faust-Albrecht, H.: *Progesterontherapie transdermal – ein Erfahrungsbericht.* In: Frauenarzt 54 (2013) Nr. 1, 44-50.

Fauteck, J.-D.: *Melatonin. Das Geheimnis eines wunderbaren Hormons.* Brandstätter Verlag, Wien. 2017.

Felber et alii: *Ergebnisse einer S2k-Konsensuskonferenz der Deutschen Gesellschaft für Gastroenterologie, Verdauungs- und Stoffwechselerkrankungen (DGVS) gemeinsam mit der Deutschen Zöliakie-Gesellschaft (DZG) zur Zöliakie, Weizenallergie und Weizensensitivität.* In: Zeitschrift für Gastroenterologie 52 (2014), 711-743.

Fichna, J / Storr, M.A.: *Brain-Gut Interactions in IBS.* In: Frontiers in Pharmacology, 2012, July 5, 3, 127.

Foster, J.A. et alii: *Gut-brain axis: how the microbiome influences anxiety and depression.* In: Trends in Neurosciences. 2013. 36(5), 305-12.

Ford et alii: *Validation of the Rome III Criteria for the Diagnosis of Irritable Bowel Syndrome in Secondary Care* In: Gastroenterology. 2013. 145, 1262–1270.

Formby, B. / Wiley, T.S.: *Progesterone inhibits growth and induces apoptosis in breast cancer cells: inverse effects on Bcl-2 and p53.* In: Annals of Clinical & laboratory Science. 1998; 28(6):360-9.

Gadebusch-Bondio, M. / Katsari, E.: *Gendermedizin.* Transcript Verlag, Bielefeld. 2014.

Gao, J. et alii: *Impact of the Gut Microbiota on Intestinal Immunity Mediated by Tryptophan Metabolism.* In: Frontiers in Cellular and Infectional Microbiology, 2018, Feb (6), 8-13.

Geurts, L. et alii: *Gut microbiota controls adipose tissue expansion, gut barrier and glucose metabolism: novel insights into molecular targets and interventions using prebiotics.* In: Beneficial Microbes. 2014. 5(1), 3-17.

Giovannucci, EL. et alii: *Light to moderate intake of alcohol, drinking patterns, and risk of cancer: results from two prospective US cohort studies,* in: British medical Journal (BMJ), 2015;351:h4238.

Gottfried, S.: *Die Hormonkur.* VAK, Kirchzarten bei Freiburg. 2017.

Groen, R. N. et alii: *Gut microbiota, metabolism and psychopathology: A critical* *review and novel perspectives.* In: Critical Reviews in Clinical Laboratory Sciences. 2018. 20, 1-11.

Gruber, D.M. et alii: *Progesterone and neurology.* In: Gynecological Endrocrinoloy. 1999; 13 Suppl 4:41-5.

Grynderup, MB.: *A two-year follow-up study of salivary cortisol concentration and the risk of depression,* in: Psychoneuroendocrinology. 2013 Oct;38(10):2042-50.

Guennoun, R. et alii: *Progesterone and allopregnanolone in the central nervous system: response to injury and implication for neuroprotection.* In: Journal for Steroid Biochemistry and Molecular Biology. 2015 Feb;146:48-61.

Guo, H. et alii: *The value of eliminating foods according to food-specific immunoglobulin G antibodies in irritable bowel syndrome with diarrhoea.* In: Journal of International Medical Research, 2012, 40(1), 204-10.

Halmos, T. / Suba, I.: *Physiological patterns of intestinal microbiota. The role of dysbacteriosis in obesity, insulin resistance, diabetes and metabolic syndrome.* In: Orvosi Hetilap. 2016. 157(1, 13-22.

Hamann, S.: *Intermittierendes Fasten: Mit wenigen Stunden Diät schlank und verjüngt?,* in: Rheinische Post, 12. Mai 2016. Verfügbar auch unter http://www. rp-online.de/leben/gesundheit/ernaehrung/intermittierendes-fasten-plan-und-anleitung-zum-abnehmen-aid-1.5965081, letzter Zugriff am 10.2.2018.

Harsch, A. / Konturek, P.C.: *The Role of Gut Microbiota in Obesity and Type 2 and Type 1 Diabetes Mellitus: New Insights into »Old« Diseases.* In: Medical Science. Tbp April 2018.

He, C. et alii: *Targeting gut microbiota as a possible therapy for diabetes.* In: Nutrition Research. 2015. 35(5), 361-7.

Heufelder, A.: *Selen bei Autoimmunerkrankungen der Schilddrüse.* In: EHK 2005; 54: 621–625.

Holtz, J. et alii: *Das Reizdarmsyndrom: Definition, Diagnosesicherung, Pathophysiologie und Therapiemöglichkeiten.* In: Deutsches Ärzteblatt. 2000; 97(48): A-3263 / B-2745 / C-2432. Online verfügbar unter: https://www.aerzteblatt.de/ archiv/25276/Das-Reizdarmsyndrom-Definition-Diagnosesicherung-Pathophysiologie-und-Therapiemoeglichkeiten$, letzter Zugriff am 21.6.2018.

Keisinger, J. / Keisinger, N. / Mayr, P.: *Heilen mit bioidentischen Hormonen.* VAK, Kirchzarten bei Freiburg. 2015.

Kim, B.E. / Leung, D.Y.M.: *Significance of Skin Barrier Dysfunction in Atopic Dermatitis.* In: Allergy, Asthma and Immunology Research. 2018. 10(3), 207-215.

Klonoff, D.C.: *The Beneficial Effects of a Paleolithic Diet on Type 2 Diabetes and Other Risk Factors for Cardiovascular Disease.* In: Journal of Diabetes Science and Technology. 2009; 3(6): 1229–1232.

Körner, U./Schareina, A.: *Nahrungsmittelallergien und –unverträglichkeiten in Diagnostik, Therapie und Beratung.* Karl F. Haug Verlag, Stuttgart, 2010.

Konijeti, G.G. et alii: *Efficacy of the Autoimmune Protocol Diet for Inflammatory Bowel Disease.* In: Inflammatory Bowel Disease. 2017; 23(11): 2054–2060.

Krause, D. et alii: *Hormondiagnostik im Speichel am Beispiel von Cortisol, DHEA und Melatonin.* In: EHK 2014; 63: 100–106.

Kruis, W. et alii: *Maintaining remission of ulcerative colitis with the probiotic Escherichia coli Nissle 1917 is as effective as with standard mesalazine.* In: Gut. 2004. 53(11), 1617-23.

Labrie, F. et alii: *DHEA and the intracrine formation of androgens and estrogens in peripheral target tissues: its role during aging.* In: Steroids. 1998; 63(5-6):322-8.

Lamborbarda, F. et alii: *Progesterone and the spinal cord: good friends in bad times.* In: Neuroimmunomodulation. 2010;17(3):146-9.

Layer et alii: *S3-Leitlinie Reizdarmsyndrom: Definition, Pathophysiologie, Diagnostik und Therapie.* In: Gastroenterology. 2011. 49: 237–293.

Lee, J.: *Natürliches Progesteron: Handbuch.* The Natural Progesterone Information Service, Coolgarrow, Enniscorthy, County Wexford. Irland. 2011.

Leidenberger, F./Strowitzki, T./Ortmann, O.: *Klinische Endokrinologie für Frauenärzte.* Springer Verlag, Heidelberg. 2014.

Lerner, A./Mattias, T.: *Changes in intestinal tight junction permeability associated with industrial food additives explain the rising incidence of autoimmune disease.* In: Autoimmunity Reviews. 2015; 14(6):479-89.

Levy, R.L. et alii: *Costs of care for irritable bowel syndrome patients in a health maintenance organization.* In: American Journal of Gastroenterology. 2001. 96(11), 3122-9.

Liontiris, M.I./Mazokopakis, E.E.: *A concise review of Hashimoto thyroiditis (HT) and the importance of iodine, selenium, vitamin D and gluten on the autoimmunity and dietary management of HT patients.Points that need more investigation.* In: Hellenic Journal of Nuclear Medicine. 2017; 20(1):51-56.

Liu, XJ. et alii: *An epidemiological study of food intolerance in 2434 children.* In: Chinese journal of contemporary pediatrics. 2013 Jul;15(7), 550-4.

Longstreth, G.F. et alii: *Irritable bowel syndrome, health care use, and costs: a U.S. managed care perspective.* In: American Journal of Gastroenterology. 2003. 98(3), 600-7.

Maciocia, G.: *Grundlagen der chinesischen Medizin.* Verlag für chinesische Medizin Dr. Erich Wühr, Bad Kötzting. 1994.

Mahesh, V.B./Brann, D. B./Hendry, L.B.: *Diverse modes of action of progesterone and its metabolites,* in: The Journal of Steroid Biochemustry and Molecular Biology 1996 Jan; 56 (1-6 Spec No):209-19.

Martin, C.R. et alii: *The Brain-Gut-Microbiome Axis.* In:
Cellular and Molecular Gastroenterology and Hepatology, 2018, April 12;6(2),133-148.

Mawe, G.M. et alii: *Review article: intestinal serotonin signalling in irritable bowel syndrome.* In: Alimentary Pharmacology & Therapeutics, 2006, April 15;23(8), 1067-76.

Moser, G.: *Reizdarmsyndrom und Psychosomatik.* In: Journal für Ernährungsmedizin. 2009. 11(2), 18, 1-8.

Munoz-Garach, A.: *Gut microbiota and type 2 diabetes mellitus.* In: Endocrinología y Nutrición. 2016. 63(10, 560-568.

Muss, C.: *Immunmodulation bei Autoimmunerkrankungen mit Orthomolekularer Medizin.* In: EHK 2004; 53: 628–632.

Muster Patientenaufklärung IgG/IgG4-Blutuntersuchungen, in: Allergo Journal 2009, 18, S. 270.Online verfügbar unter: http://www.langenbeck.de/pdf/igg4-aufklaerung.pdf.

Mutschler, R.: *Regenerative Mitochondrien-Medizin –
von der Forschung in die Praxis.* In: OM – Zs. f. Orthomol. Med. 2012; 3: 20–22.

Nishiyama, S. et alii: *Zinc supplementation alters thyroid hormone metabolism in disabled patients with zinc deficiency.* In: The Journal of the American College of Nutrition. 1994;13(1):62-7.

Ojetii, V. et alii: *The use of probiotics in different phases of diverticular disease. In: Reviews in recent clinical trials.* Tbp April 2018.

Olivieri, O. et alii: *Low selenium status in the elderly influences thyroid hormones.* In: Clinical Science. 1995; 89(6):637-42.

Pasedach, M.: *DHEA – Modedroge oder wichtiges Hormon bei der Hormonersatz-*

therapie? Hrsg. von den Selbsthilfegruppen für Hypophysen- und Nebennierenerkrankte Mainz/Umgebung sowie Rhein-Neckar e.V. 2015.

Patel, R.P. et alii: *The economic impact of irritable bowel syndrome in a managed care setting.* In: Journal of Clinical Gastroenterology. 2002. 35(1), 14-20.

Perlmutter, D.: *Dumm wie Brot. Wie Weizen schleichend Ihr Gehirn zerstört.* Mosaik Verlag, München. 2014.

Ders.: *Scheiss schlau. Wie eine gesunde Darmflora unser Hirn fit hält.* Mosaik Verlag, München. 2016.

Pfisterer, M./Mayer, I.: *Histaminintoleranz – aktueller Stand der Technik von Diagnose und Therapie.* In: EHK. 2008. 57, 110–114.

Pitt, C.E.: *Cutting through the Paleo hype: The evidence for the Palaeolithic diet.* In: Australian Family Physician. 2016; 45(1):35-8.

Platt M.E.: *Die Hormonrevolution.* VAK Verlag, Kirchzarten, 2014.

Posadzki, PP. et alii: *Melatonin and health: an umbrella review of health outcomes and biological mechanisms of action.* BMC Medicine. 2018 Feb 5; 16(1):18.

Rathel, M. et alii: *NZGS.* In: Bundesgesundheitsblatt 2016, 59, 821-826.

Rieger, B.: *Hashimoto-Thyreoiditis.* In: zkm 2016; 5: 22–26.

Römmler, A.: *Serotonin: Neues.* In: Anti-Aging-News spezial 01/2010, 1-7.

Ders.: *Hormone im Alter: Epigenetische Kontrolle und Enhancement der Kognition.* In: OM – Zs. f. Orthomol. Med. 2014; 4: 14–19.

Ders.: *Progesteron – Wirkungsspektrum und Indikationen.* In: OM – Zs. f. Orthomol. Med. 2014; 4: 29–30.

Ders./Römmler, J.: *5-Hydroxy-Tryptophan (5HTP) – eine hilfreiche Vorstufe des Serotonins.* In: ZKM 2010; 4: 52–58.

Ders. (Hrsg.): *Leitfaden für die Anti-Aging-Sprechstunde.* Thieme Verlag, Stuttgart, 2014.

Rubtsov, A.K. et alii: *TLR7-driven accumulation of a novel CD11c+ B-cell population is important for the development of autoimmunity.* In: Blood 2011.118(5):1305-15.

Rutkowski, K. et alii: *Dehydroepiandrosterone (DHEA): hypes and hopes.* In: Drugs. 2014; 74(11):1195-207.

Scheuernstuhl, A./Hild, A.: *Natürliche Hormontherapie.* Aurum Verlag, Bielefeld. 2016.

Schmidt, R./Schnitzer S.: *Allergie und Mikrobiota. Systemisches Krankheitsverständnis – Mikrobiologische Therapie.* Haug Verlag, Stuttgart. 2017.

Schmitt-Homm, R./Homm, S.: *Handbuch Anti-Aging und Prävention.* VAK, Kirchzarten bei Freiburg. 2014.

Schoefer, L.: *Histaminintoleranz: oft verkannt – einfach zu diagnostizieren.* In: EHK. 2007. 56, 412-415.

Schöps, C./Wüstenhagen, C.: *Aufregung um die Schilddrüse.* Die Zeit vom 19. Mai 2017. Auch online verfügbar unter: http://www.zeit.de/2017/22/medizin-schilddruese-unterfunktion-kropf-mythen, letzter Zugriff am 11.2.2018.

Schopper, M.: *Risiko Schmerzen: Individuell oder geschlechtsabhängig?* In: Gadebusch-Bondio, M./Katsari, E.: Gendermedizin. Transcript Verlag, Bielefeld. 2014, 163-181.

Schulte-Uebbing, C.: 7-Ket-DHEA. CoMed – Fachmagazin für Komplementärmedizin 8/2010, 1-5.

Ders.: *Hashimoto Thyreoiditis, Östrogen-Dominanz und Progesteron-Mangel.* In. Zaenmagazin 6/2012, 32-34.

Ders. et alii: *Morbus Hashimoto – Zunehmende Tendenz durch Umweltgifte?* In: Umwelt Medizin Gesellschaft 2013; 26(4): 288-293.

Ders. et alii: *Hashimoto-Thyreoiditis. Eine Thyroxin-, Vitamin D3- und Progesteron-Mangelkrankheit?* In: OM – Zs. f. Orthomol. Med. 2013; 4: 20–24.

Schwesig-Seebach, E.: *Die Behandlung mit naturidentischen Hormonen.* In: EHK 2014; 63: 84–92.

Shakib, F. et alii: *Study of IgG sub-class antibodies in patients with milk intolerance.* In: Clinical Allergy. 1986;16(5), 451-8.

Shakoor, Z. et alii: *Prevalence of IgG-mediated food intolerance among patients with allergic symptoms.* In: Annals of Saudi Medicine. 2016. 36(6), 386-390.

Shetreat-Klein, M.: *Darm heilt Hirn heilt Körper. Wie wir uns und unsere Kinder richtig ernähren.* Knaur (Menssana) Verlag, München. 2015.

Stasi, C. et alii.: *Serotonin receptors and their role in the pathophysiology and therapy of irritable bowel syndrome.* In: Techniques in Coloproctology, 2014 Jul; 18(7), 613-21.

Stein, D.: *Is progesterone a worthy candidate as a novel therapy for traumatic brain injury?* In: Dialogues in Clinical Neuroscience, 2011 Sep; 13(3): 352–359.

Ströhle, A./Hahn, A.: *Ernährung à la Altsteinzeit – Ultima Ratio der Prävention?*, in: Deutsche Apotheker-Zeitung, online verfügbar unter: https://www.deutsche-apotheker-zeitung.de/daz-az/2011/daz-50-2011/ernaehrung-a-la-altsteinzeit-ultima-ratio-der-praevention; letzter Zugriff am 5.2.2018.

Tamer, G. et alii: *Relative vitamin D insufficiency in Hashimoto's thyroiditis.* In: Thyroid. 2011; 21(8):891-6.

Talley, N.J. et alii: *Medical costs in community subjects with irritable bowel syndrome.* In: Gastroenterology. 1995. 109(6, 1736-41.

Tankou, S.K. et alii: *A probiotic modulates the microbiome and immunity in multiple sclerosis.* In: Annals of Neurology. Tbp April 2018.

Thomas, P./Yang, P.: *Membrane Progesterone Receptors (mPRs): Evidence for Neuroprotective, Neurosteroid Signaling and Neuroendocrine Functions in Neuronal Cells*, in: Neuroendocrinology. 2012; 96(2): 162–171.

Törnhage, CJ.: *Diurnal salivary cortisol concentration in school-aged children: increased morning cortisol concentration and total cortisol concentration negatively correlated to body mass index in children with recurrent abdominal pain of psychosomatic origin*, in: Journal of Pediatric Endocrinology and Metabolism, 2006 Jun;19(6):843-54.

Ders.: *Salivary cortisol for assessment of hypothalamic-pituitary-adrenal axis function*, in: Neuroimmunomodulation, 2009;16(5):284-9.

Tursi, A.: *Diverticular diesease: A therapeutic overview.* In: World J Gastrointest Pharmacol Ther. 2010 Feb 6; 1(1): 27–35.

Turco, F. et alii: *Bacterial stimuli activate nitric oxide colonic mucosal production in diverticular disease. Protective effects of L. casei DG® (Lactobacillus paracasei CNCM I-1572).* In: United European Gastroenterology Journal. 2017. 5(5), 715-724.

Van de Wouw, M. et alii: *Microbiota-Gut-Brain Axis: Modulator of Host Metabolism and Appetite.* In: The Journal of Nutrition, 2017 May;147(5), 727-745.

Waser, M.: *Milch vom Bauernhof schützt Kinder vor Asthma und Allergien.* Studie aus 2007 online verfügbar unter: https://www.unibas.ch/de/Aktuell/News/Medienmitteilungen/Milch-vom-Bauernhof-sch-tzt-Kinder-vor-Asthma-und-Allergien.html.

Wentz, I./Nowosadzka, M.: *Hashimoto im Griff.* VAK, Kirchzarten bei Freiburg. 2017.

Wiley, N.C. et alii: *The microbiota-gut-brain axis as a key regulator of neural function and the stress response: Implications for human and animal health.* In: Journal of Animal Science. 2017. 95(7), 3225–3246.

Williams, LA. et alii: *Alcohol Intake and Breast Cancer Risk in African American Women from the AMBER Consortium,* in: Cancer Epidemology, Biomarkers & Prevention, 2017 26/5, 787-795.

Wolf, A.: *Testosteronmangel und klinische Probleme beim Mann.* EHK 2014; 63: 108–113.

Wollina, U.: *Microbiome in atopic dermatitis.* In: Clinical, Cosmetic and Investigational Dermatology. 2017. 22;10, 51-56.

Wright, J./Lenard, L.: *Bioidentische Hormone. Das Standardwerk.* VAK, Kirchzarten bei Freiburg. 2014.

Yang, Y. et alii: *Targeting gut microbiome: A novel and potential therapy for autism.* In: Life Sciences. 2018. 194, 111-119.

Yin'e, H. et alii: Analysis of the relations between allergen specific LgG antibody and allergic dermatosis of 14 kinds foods. In: Open Medicine. 2015. 10(1), 405-409.

Zaura, E. et alii: *Same Exposure but Two Radically Different Responses to Antibiotics: Resilience of the Salivary Microbiome versus Long-Term Microbial Shifts in Feces.* In: Mbio, 2015. Nov 10;6(6),1693-15.

Zhang, L. et alii: *Akkermansia muciniphila can reduce the damage of gluco/lipotoxicity, oxidative stress, and inflammation and normalize intestine microbiota in streptozotocin-induced diabetic rats.* In: Pathogens and Disease. Tbp April 2018.

Zumoff, B.: *Does postmenopausal estrogen administration increase the risk of breast cancer? Contribution of animal, biochemical an clinical investigative studies to a resolution of the controversity.* Protocolls of the Society for Experimental Biological Medicine. 1998; 217: 30-37.

Zuo, T. et alii: *Urbanization and the gut microbiota in health and inflammatory bowel disease.* In: Nature Reviews Gastroenterology & Hepatology. Tbp April 2018.

B. INTERNETQUELLEN

https://www.aerzteblatt.de/archiv/150736/Diagnostik-und-Therapie-der-Zoeliakie, letzter Zugriff am 12.4.2018.

https://www.aerzteblatt.de/archiv/30916/Klinik-und-Diagnostik-von-Nahrungsmittelallergien-Gastrointestinal-vermittelte-Allergien-Grad-I-bis-IV, letzter Zugriff am 16.4.2018.

https://www.antiaging-systems.com/articles/343-getting-the-most-out-of-bhrt, letzter Zugriff am 10.2.2018.

https://www.deutsche-apotheker-zeitung.de/daz-az/1997/daz-25-1997/uid-2017, letzter Zugriff am 3.8.2018.

https://www.deutsche-apotheker-zeitung.de/daz-az/1998/daz-26-1998/uid-3599, letzter Zugriff am 31.1.2018.

https://www.deutsche-apotheker-zeitung.de/daz-az/2011/daz-50-2011/ernaeh-rung-a-la-altsteinzeit-ultima-ratio-der-praevention; letzter Zugriff am 5.2.2018.

http://www.dgaki.de/wp-content/uploads/2010/05/Leitlinie_Management_IgE-ver-mittelter_Nahrungsmittelallergien-S2k-LL_Allergo-Journal_11-2015.pdf, letzter Zugriff am 16.4.2018.

http://www.drhuber.at/dinner-cancelling/, letzter Zugriff am 6.2.2018.

http://www.dr-schulte-uebbing.de/inhalte/doku/zaenmagazin_progesteron.pdf, letzter Zugriff am 10.2.108.

https://www.dzg-online.de/files/richtlinien_zur_verlaufskontrolle_cdmedics_2011.pdf, letzter Zugriff am 12.4.2018.

http://www.focus.de/gesundheit/ratgeber/hormone/die-heimlichen-herrscher-im-ko-erper-sexualhormone-arbeiten-nicht-gerade-leise_id_4685066.html, letzter Zugriff am 21.11.2017.

http://www.fr.de/wissen/immunologie-wie-feinstaub-allergien-verstaerkt-a-1054714, letzter Zugriff am 3.8.2018.

http://www.frauenarzt.de/1/2008PDF/08-03/2008-03.ludiwg.pdf, letzter Zugriff am 10.2.2018.

https://www.healthcentral.com/article/the-controversy-over-natural-desiccated-thy-roid-drugs-like-armour-thyroid, letzter Zugriff am 10.2.2018.

http://www.herzstiftung.de/pdf/zeitschriften/3_99_risiko.pdf, letzter Zugriff am 30.1.2018.

https://www.infomed.ch/pk_template.php?pkid=368, letzter Zugriff am 10.2.2018.

https://www.johnleemd.com/about-johnleemd.html, letzter Zugriff am 10.2.2018.

https://www.ksw.ch/app/uploads/2017/04/URO_Prostatakarzinom_und_Ernaeh-rungsfaktoren.pdf, letzter Zugriff am 11.4.2018.

https://www.medical-tribune.ch/medizin/fokus-medizin/artikeldetail/mythen-ue-ber-melatonin-im-studien-check.html, letzter Zugriff am 10.4.2018.

http://natuerliche-schilddruesenhormone.com/2016/09/22/studie-ndt/, letzter Zugriff am 10.2.2018.

http://natuerliche-schilddruesenhormone.com/2017/06/03/langzeit-studie-ndt/, letzter Zugriff am 10.2.2018.

http://oestrogen-dominanz.de/buch/natuerliches-progesteron.htm, letzter Zugriff am 29.1.2018.

http://www.pharmawiki.ch/wiki/index.php?wiki=konjugierte%20%C3%96strogene, letzter Zugriff am 3.2.2018.

http://www.progesteron.de, letzter Zugriff am 10.2.2018.

https://provieh.de/stutenurin/infoblatt, letzter Zugriff am 3.2.2018. 29.1.2018.

http://www.rp-online.de/leben/gesundheit/ernaehrung/intermittierendes-fas-ten-plan-und-anleitung-zum-abnehmen-aid-1.5965081, letzter Zugriff am 10.2.2018.

http://www.scinexx.de/wissen-aktuell-20098–2016-04-20.html , letzter Zugriff am 3.8.2018.

http://www.tcm-wetzel.de/tcm-ebook.html, letzter Zugriff am 11.2.2018.